Weiss

Kranker Darm – kranker Körper

Kranker Darm – kranker Körper

Gesundheit durch richtige Verdauung und Ernährung

Von Dr. med. Helmut Weiss †

Mit 58 Abbildungen

2., verbesserte Auflage

HAUG

Karl F. Haug Verlag · Heidelberg

CIP-Titelaufnahme der Deutschen Bibliothek

Weiss, Helmut:
Kranker Darm – kranker Körper : Gesundheit durch richtige Verdauung und Ernährung / von Helmut Weiss. – 2., verb. Aufl. – Heidelberg : Haug, 1990
ISBN 3-7760-1150-5

2. Auflage · 1990

Titel Nr. 2150 · ISBN 3-7760-1150-5

Gesamtherstellung: Progressdruck GmbH, 6720 Speyer

Inhalt

Abbildungsverzeichnis

Geleitwort

Meine Zusammenarbeit mit dem Verfasser geht in die Zeit zurück, in der ich die von mir entwickelte Therapie des Altersdiabetes vortrug. Damals interessierte er sich für die Möglichkeit der Heilung dieser Erkrankung und ihrer Folgeerscheinungen. Seitdem erarbeiteten wir im regen Austausch von Wissen, Erfahrung und Anregungen Therapien für chronische Krankheiten gemeinsam weiter. Dabei waren die besonders schwierigen, scheinbar unlösbaren Fälle die beste Anregung und Motivation für neue Lösungen.

Wichtigste Grundlage blieb immer der Einsatz optimal gesunder Ernährung.

Die Erkenntnisse über den Komplex der Ernährung als wichtigste Gesundheits- und Therapiegrundlage entwickelten wir ständig fort und unterrichteten Laien und Fachleute über den neuesten Stand der Erkenntnisse.

Ich betrachte es daher als eine besondere Fügung, daß es dem Verfasser noch vor seinem allzu frühen Tode möglich war, in diesem Buch die ganze Breite der Behandlungsmöglichkeiten aufzuzeigen, die sich mit der Ernährung als Basistherapie ergeben, zumal dann, wenn man sie mit den verschiedenen Methoden der modernen biologischen Medizin verknüpft.

Überlingen, im Herbst 1988 Dr. *J. G. Schnitzer*

Vorwort

Der Beginn meiner ärztlichen Tätigkeit liegt mehr als vierzig Jahre zurück. Während meiner Ausbildung an einer Universitätsklinik und an einem Röntgeninstitut war ich ein kritischer Beobachter und fand die angewandten Therapien nicht so befriedigend, wie ich sie mir als Student vorgestellt hatte. Ich entdeckte Lücken und Fehler, ich konnte nicht verstehen, daß z.B. ein erfahrener Klinikarzt Patienten an einem Magengeschwür behandelte, aber selbst nicht in der Lage war, bei seinem eigenen Ulkus erfolgreich zu sein. In vielen Fällen fand ich die Therapie auch deshalb nicht überzeugend, weil der Patient über die Nebenwirkung häufig mehr klagte als die Wirkung des Arzneimittels Erleichterung brachte.

Dem relativ großen Apparat der Diagnostik stand damals eine fast kümmerliche Therapie (z. B. dreimal täglich eine X-Tablette) gegenüber. Heute ist es keinesfalls besser: Auf den Super-Riesen-Diagnostik-Apparat folgt heute eine schon fast allzu gewagte Therapie, bei der – offiziell anerkannte – Nebenwirkungen, selbst schwerer Art, in Kauf genommen werden müssen.

Schon damals, als junger Klinikarzt, ging ich auf die Suche nach einer gezielten, effektiven, aber *ungefährlichen* Therapie. Also reiste ich in Europa umher und besuchte berühmte Ärzte, die sich durch eine ungewöhnliche Methode auszeichneten. Ich beobachtete kritisch und versuchte, sie in mein medizinisches Spektrum einzuordnen, falls ich die Methode unschädlich fand. So habe ich viel gelernt. Zum Denken, auch zum Denken ohne Vordenker, waren wir jungen Ärzte an der Universität ausgebildet worden, und ich bekenne heute in freudiger Dankbarkeit, daß man sein ganzes Leben dieser großartigen Schule verbunden bleibt.

Um so schwerer fiel es mir schon damals, gewisse Therapieformen hinzunehmen, denen keinerlei Logik zugrunde lag. Zum Beispiel konnte ich nicht einsehen, daß ein Ulkuskranker mit einem Magen- oder Zwölffingerdarmgeschwür alle zwei Stunden ernährt werden sollte, da doch ein krankes Organ logischerweise nach Schonung verlangt. Der bis heute gültige Standpunkt leitet sich aus einer praktischen Beobachtung ab und das bedeutet: Der Schmerz läßt nach, wenn der Patient etwas ißt. Aber ist das eine wissenschaftlich exakte Erklärung? Ganz bestimmt nicht! Das nennt man eine symptomatische Behandlung, d. h. das Symptom Schmerz läßt nach, wenn der Magen mit irgendwelchen Speisen beschickt wird. Und was ist mit der Ursache? Soll diese Denkweise das Schicksal unserer Medizin sein, soll nur das Symptom und nicht die Ursache einer Krankheit behandelt werden?

Leider wird bis heute weltweit fast nur symptomatisch behandelt. Zum Beispiel wird die Migräne nach wie vor durch betäubende Medikamente – also rein symptomatisch – behandelt, aber es wird nicht ernsthaft nach den Ursachen geforscht, obwohl es sie meines Erachtens gibt. Diese lassen sich nach meiner Erfahrung auch eliminieren, und damit wird die Krankheit, die als Symptom Kopfschmerzen hervorruft, ursächlich beseitigt, d. h. geheilt.

Empört hat mich während meiner medizinischen Tätigkeit immer zweierlei:

1. Die Medikamente, die das Bundesgesundheitsamt zur Verordnung zuläßt, haben vielfältige Kriterien zu erfüllen. Und doch erlebt man es immer wieder, daß ein Mittel schon bald durch ein neues ersetzt wird, weil dieses deutlich weniger Nebenwirkungen zeigt. Aber die Nebenwirkung eines Medikamentes, das die Verkrüppelung der Nachkommenschaft nach sich zieht, ist als Preis für das Symptom Nervosität und Schlafstörung, wie wir es bei der Contergankatastrophe erlebt haben, doch wohl unverantwortlich hoch. Glücklicherweise sind die Folgen der chemischen Therapie nicht immer so verheerend, aber sie sind viel schlimmer als allgemein bekannt ist. Das Kapitel der iatrogenen (= durch medizinische Behandlung hervorgerufenen) Krankheiten wird immer größer, das bedeutet, was wir zunehmend beobachten: Die Masse der „Nichtgesunden“ und der „Nichtkranken“ steigt an. Dementsprechend wird das Invaliditätsalter vorverlegt. Mit achtundfünfzig oder sechzig Jahren ist heute noch kaum jemand voll arbeitsfähig, aber er kann, wenn auch ohne rechte Lebensfreude, noch zehn oder zwanzig Jahre dahinvegetieren.

   Ich finde es empörend, daß Patienten mit einer großen Zahl von chemischen Medikamenten vollgestopft werden, die in vielen Fällen unnötig sind. Aber der Modetrend geht heute, so wie in allen Lebensbereichen, auch in der Medizin dahin, daß viel oder besser noch viel mehr ein „Mehr“ an Erfolg bedeutet. Was zweifellos falsch ist (in der Beschränkung zeigt sich der Meister!). Wie oft habe ich erlebt, daß Patienten sechs, acht oder mehr verschiedene Medikamente ein- bis dreimal täglich eingenommen haben. Die Patienten haben sich dann nach gezieltem Absetzen der Medikamente schon allein deshalb besser gefühlt, weil die Medikamentenintoxikation (= Vergiftung) aufhörte.

   Daß ich die Dinge hier nicht falsch interpretiere, mag ein Beispiel zeigen: Von der Weltproduktion an Herzmedikamenten (Herz-Glykoside) werden in der Bundesrepublik Deutschland sechzig Prozent verbraucht.

   Stellen die Deutschen wirklich sechzig Prozent der Weltbevölkerung dar? – Der Medikamentenabusus hat weltweit unvorstellbare Ausmaße angenommen.
2. Was mich weiterhin empört, ist die Intoleranz unserer heutigen Ärztegeneration. Wer es wagt, von den vorgeschriebenen Pfaden der Forschungs- und Lehrinstitutionen abzuweichen, wird verteufelt. Dabei spielt es keinerlei Rolle, ob der Arzt mit seiner abweichenden Methode

dem Patienten helfen kann. Die Methode, mag sie noch so erfolgreich sein, interessiert nicht.

Und alles wird zudem noch sanktioniert durch Staat und Krankenkasse, die eine abweichende Methode als „wissenschaftlich nicht anerkannt“ definieren, wobei als „wissenschaftlich anerkannt“ die Methode gilt, die heute üblich ist. Symptomatische Therapie gilt als wissenschaftlich anerkannt, ursächliche Therapie, die wissenschaftlich genau belegt ist, gilt als wissenschaftlich nicht anerkannt! Sieht denn niemand, daß aus unserer märchenhaften, sinnlosen Kostenexplosion im Gesundheitswesen keine gesündere Menschheit resultiert? Im Gegenteil, die Frühinvalidität nimmt bekanntlich zu.

In meiner jahrzehntelangen ärztlichen Tätigkeit habe ich durch kritische Selektion eine Gesamtmethode entwickelt, die heute einen recht zuverlässigen Entwicklungsstand erreicht hat. Zum Verständnis mag noch folgendes beitragen: Ich habe in all den Jahren nur Privatpatienten behandelt, die sehr kritisch sind und ihren Besuch vom Erfolg abhängig machen. Kein Mensch zahlt seine Behandlung aus eigener Tasche, wenn er das gleiche auf Krankenschein ohne zusätzliche Kosten bekommen kann. Es kommen somit von vorneherein nur Patienten in meine Praxis, die mit der üblichen Methode keinen Erfolg hatten. Mein Patientengut stellt also eine echte negative Auswahl dar, d. h. fast nur Patienten mit schwer heilbaren Krankheiten. Der Erfolg der Therapie müßte also an der Patientenfrequenz ablesbar sein.

Medizin wird heute als eine objektive, unpersönliche Wissenschaft dargestellt, die möglichst weitgehend vom Computer errechnet werden soll. Ich kann mir nichts persönlicheres vorstellen als meinen eigenen Körper, mein eigenes Befinden. Ich habe mich deshalb mein ganzes Leben lang bemüht, das Studium der Medizin an mir selbst zu beginnen. Ich war immer meine erste Versuchsperson. Soweit wie möglich habe ich Medikamente, apparative Methoden u. a. an mir selbst erforscht, ersatzweise an der Familie: Ehepartner, Kinder, Enkel, Verwandtschaft. Als ein wichtiges Kapitel habe ich bei der Therapie immer mehr die Ernährung erkannt und das nur aufgrund der Tatsache, daß ich schon seit vierzig Jahren Eigenerfahrung damit gesammelt habe. Ich habe meinen „Gehirncomputer“ immer dazu benützt, die Eigenbeobachtung und die Patientenbeobachtung miteinander zu koordinieren und die Therapie dadurch ständig zu verbessern.

Heute fühle ich mich berechtigt, darüber zu sprechen, und ich werde im folgenden über meine Erkenntnisse berichten. Medizin ist für mich eine durchschaubare, häufig glasklare Sache geworden, aber der Weg dorthin war steinig und führte über manchen Irrweg. Ich bin heute hoffnungsvoll und freudig, diese Durchsicht erlangt zu haben und möchte deshalb gerne meine Erkenntnisse offen und ohne Vorbehalt mitteilen.

Vorwort zur zweiten Auflage

Zu meiner großen Freude ist das Buch meines verstorbenen Vaters auf so großes Interesse gestoßen, daß nach kurzer Zeit bereits eine zweite Auflage notwendig wurde.

Die elementare Bedeutung des Magen-Darm-Traktes für die Gesundheit und das Wohlbefinden ist kaum zu überschätzen. Diese Tatsache wird mir, seit ich die Praxis meines Vaters weiterführe, jeden Tag neu verdeutlicht: mit weit mehr als hundert Quadratmeter Oberfläche ist der Magen-Darm-Kanal die entscheidende Austauschfläche zwischen Mensch und Umwelt. Hier tritt Nahrung und Blut in unmittelbaren Kontakt. Die Art und Weise, wie die Nahrung und die Oberfläche des Darmes beschaffen ist, bestimmt nicht nur die Funktion des Magens und des Darmes. Durch die Vernetzung der einzelnen Organe über das strömende Blut und die Lymphe bildet der Verdauungstrakt die Eingangspforte und den wesentlichen Ausgangspunkt des gesamten Stoffwechsels. Von hier aus werden letztendlich alle Körperfunktionen mit beeinflußt. Dies betrifft nicht nur mögliche Krankheiten, sondern auch deren Vermeidung. Der Titel des Buches könnte daher mit gleichem Recht auch heißen: Gesunder Darm – gesunder Körper.

In diesem Sinn möchte ich dem Leser empfehlen, sich von diesem Buch anregen zu lassen, um daraus einen Gewinn für das eigene Leben zu ziehen.

Mannheim, im Herbst 1990 Dr. med. *Thomas Weiss*

Veränderungen des Magen-Darm-Traktes und ihre Bedeutung für die Entstehung chronischer Erkrankungen

Die größte Beeinflussung unseres körperlichen Lebens geschieht durch die Nahrung, darüber besteht kein Zweifel. Daß die Nahrung möglichst vollwertig sein soll, dürfte auch kaum in Frage stehen. Allerdings herrscht weltweit keine Einigkeit, welche Nahrungszusammensetzung die beste ist. Um dieser Frage näher zu kommen, muß man sich selbst ein Urteil bilden, und das kann man nur, wenn man sich ernsthaft damit befaßt hat und über Eigen- und Fremderfahrung verfügt, d.h. man muß als Arzt sich selbst und viele weitere Fälle beobachten und viele Diäten an sich und anderen erprobt haben. Dann kann man sich ein Urteil erlauben. Diese Frage werde ich später behandeln.

Setzen wir einmal voraus, wir hätten die beste Nahrung gefunden, dann wäre als nächstes die Frage zu klären, wie die zugeführte Nahrung ausgewertet wird und welche Stoffe sie liefert, damit unser Körper richtig funktioniert. Wie soll das verstanden werden? Am besten wird dies deutlich durch einen Vergleich: Man kann dem Automotor noch so hochwertigen Brennstoff zuführen, aber wenn der Vergaser falsch eingestellt ist, die Zündkerzen verrußt sind oder wenn die Ventile nicht schließen, bringt der Motor, falls er überhaupt läuft, keine Leistung. So ist es auch mit unserer Nahrung. Sie mag noch so vollwertig sein, aber wenn der Verdauungskanal krank ist, schon wenn Magen, Leber, Gallenblase und Bauchspeicheldrüse verstimmt sind, bringt die „Verbrennungsmaschine" Mensch keine Leistung und wird allmählich krank. Daraus folgt zwingend, daß neben der Nahrungsqualität auch dem Verdauungsvorgang ein gehöriges Maß an Aufmerksamkeit zu schenken ist. Die Verdauung der Nahrung findet bekanntlich im Magen und Darmkanal statt.

Die Aufmerksamkeit, die ich im folgenden auf den Verdauungsvorgang richte, soll nicht bedeuten, daß andere Funktionen unwesentlich sind. Vielmehr ist die Verdauung Ausgangspunkt meiner Therapie, über die ich eine Fülle von anderen Körperfunktionen mitbeeinflussen kann, die dann wieder auf die Verdauung selbst zurückwirken. Bei der Verdauung möchte ich einmal beim äußeren Erscheinungsbild beginnen.

Falls sich hier Störungen und Krankheiten abspielen, so müßte diese *Fehlfunktion schon äußerlich ablesbar* sein, da der Bauchraum keine feste Struktur aufweist, sondern von weichen, verformbaren Muskel- und Sehnenschichten begrenzt ist. Es müßte also für den Normalfall eine ganz bestimmte Form nachweisbar sein und diese sich immer wieder feststellen lassen. Meine Untersuchungen stimmen in manchen Punkten mit den Berichten von *F. X. Mayr* überein, wobei sie aber das organische Substrat verifizieren.

Einen solchen Idealbefund zeigt Abb. 1. Diese hier dargestellte Form müßte von Jugend an bis ins Alter mit entsprechenden Alterungserscheinungen gefunden werden. Wie sieht es aber in Wirklichkeit aus? Selten

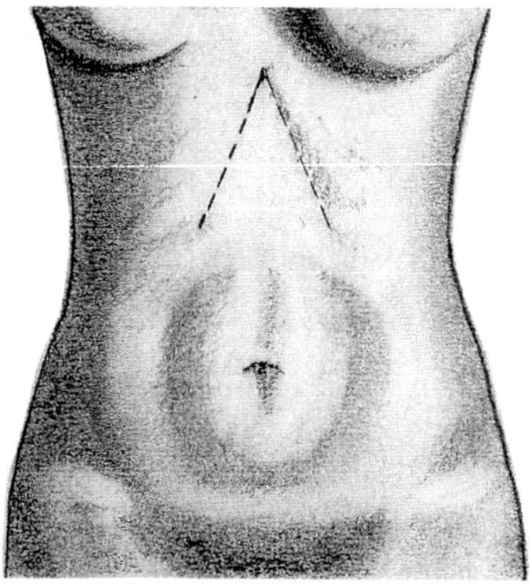

Abb. 1: normaler Bauchraum

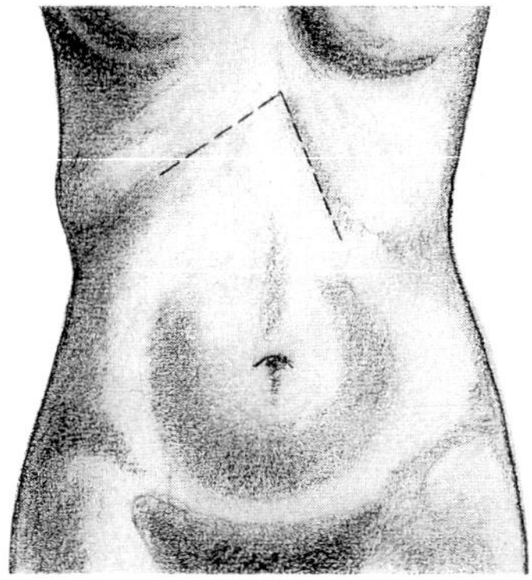

Abb. 2: Veränderung des Rippenbogens durch rechtsseitige Blähung.

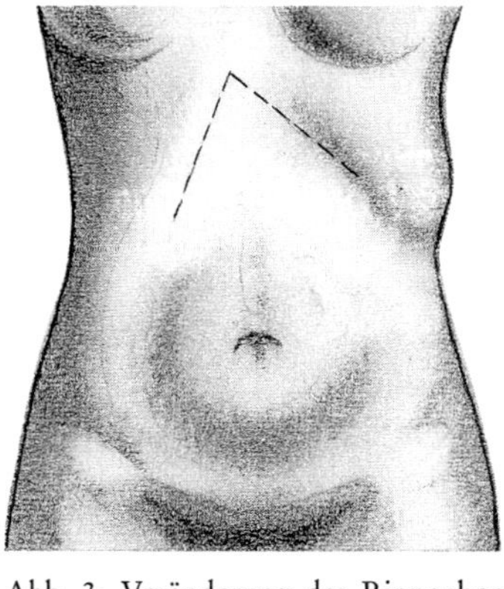

Abb. 3: Veränderung des Rippenbogens durch linksseitige Blähung.

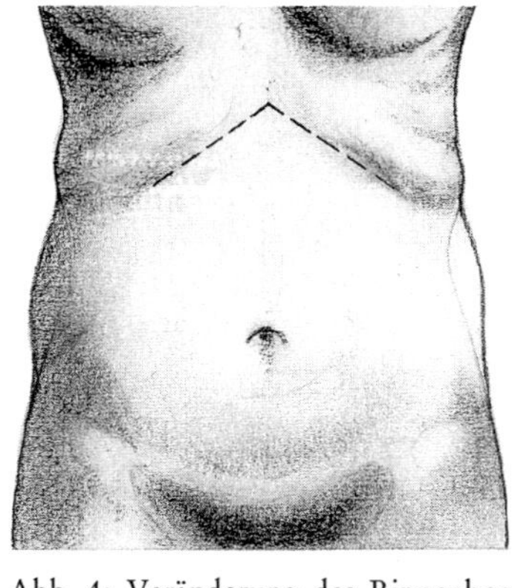

Abb. 4: Veränderung des Rippenbogens durch doppelseitige Blähung.

bekommt man bei Jugendlichen eine „ideale“ Körperform des Bauchraums zu sehen, bei Erwachsenen so gut wie nie.

Es gibt typische Abweichungen von der Norm; man darf aber diese Abweichungen nicht zur Norm erheben. Obwohl diese auch für den Laien leicht erkennbar sind, müssen wir Ärzte wieder lernen, unser Augenmerk darauf zu richten. Am meisten verbreitet ist das Vorstehen des Rippenbogens links oder rechts oder beiderseits, was nachweisbar durch einen starken Blähungszustand des Dickdarms bedingt ist, wobei sich die Blähungen in einer oder in beiden Dickdarmecken („Wetterecken“) stauen. Ist dieser Zustand chronisch, verformen sich die Rippen und der Rippenbogen wird vorgewölbt.

Wenn der Rippenbogen durch die Dickdarmblähung vorgewölbt wird, kann man leicht verstehen, daß sich auch der Brustkorb, also die Rippen verformen und daß der Grad der Verformung von der Stärke der Blähung abhängt.

Durch einen ähnlichen Mechanismus kommt auch die sogenannte Trichterbrust zustande, wobei die „englische Krankheit“ (Rachitis), d. h. der Vitamin-D-Mangel, durchaus eine verstärkende Rolle spielen mag.

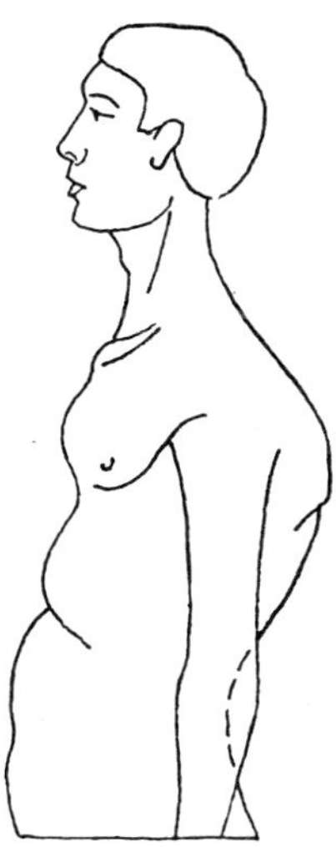

Abb. 5

Ist die Blähung chronisch, so bewirkt dies eine Anhebung der Rippen in ihrer Gesamtheit. Da die Rippen hinten an der Wirbelsäule angewachsen sind, kann man mit etwas technischem Verständnis ableiten, daß sich die Wirbel verschieben müssen.

Bei einseitiger Blähung können Verdrehungen der Wirbelsäule auftreten, die dann durch normale Reaktionen des Körpers verstärkt werden, d. h. tritt irgendwo in der Statik des Körpers ein Zug auf, so versucht der Körper, im Gegenzug den Schaden auszugleichen, wodurch es zu falschen, d. h. zu paradoxen Gegenregulationen kommen kann. Beispiel: Bei starker chronischer linksseitiger Dickdarmblähung, wird der Rippenbogen linksseitig angehoben, und die Wirbelkörper werden verschoben und weichen nach rechts aus. Der Körper versucht durch einen linksseitigen muskulären Gegenzug auszugleichen. Das wird allerdings durch die Rippenstellung teilweise verhindert, nur die Wirbelkörper unterhalb und oberhalb der Stellungsanomalie sind noch nachgiebig. Durch die Gegenregulierung wird der Schaden also vergrößert! So sind knöcherne Verformungen zu erklären, wenn von „Haltungsschäden", von „Rachitis" oder von „Ursache unbekannt" gesprochen wird.

Das Schema zeigt die stilisierte Wirbelsäule (WS) von hinten in Abb. 6a als Normalzustand. Die physiologische normale Krümmung der WS nach vorn und hinten ist im Schema nicht dargestellt, es soll lediglich die Skoliose, d. h. die seitliche Krümmung, die *unphysiologisch* ist, dargestellt werden.

Abb. 6b zeigt solch ein seitliches Ausweichen der WS. Im Schema wird der linke Rippenbogen durch eine andauernde Krafteinwirkung (Blähung) angehoben, wodurch die unterhalb liegenden Wirbel nach links, die darüber liegenden notgedrungen nach rechts ausweichen müssen. So wäre m. E. eine seitliche Verformung der WS zu erklären.

Der Körper versucht einen solchen unphysiologischen Zustand zu reparieren, indem er die Rechtsabweichung der Brustwirbelsäule durch einen muskulären Gegenzug auszugleichen versucht. Die Aufrichtung der WS wird jedoch durch die Rippenstellung verhindert. Der unterhalb und oberhalb der Rechtskrümmung sich auswirkende Muskelzug kann sogar die Krümmung nach links noch verstärken, wodurch der Schaden vergrößert wird.

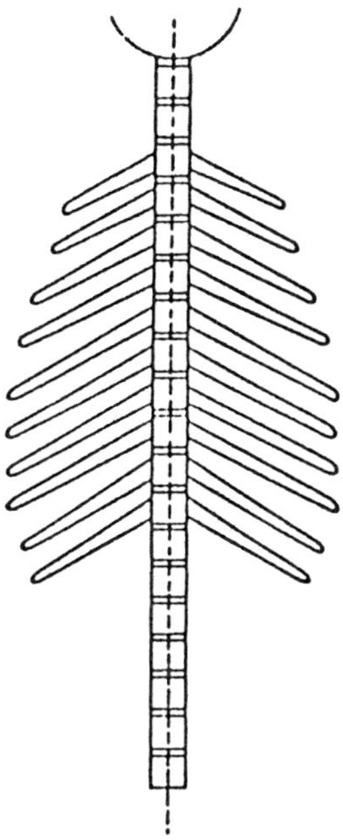

Abb. 6a

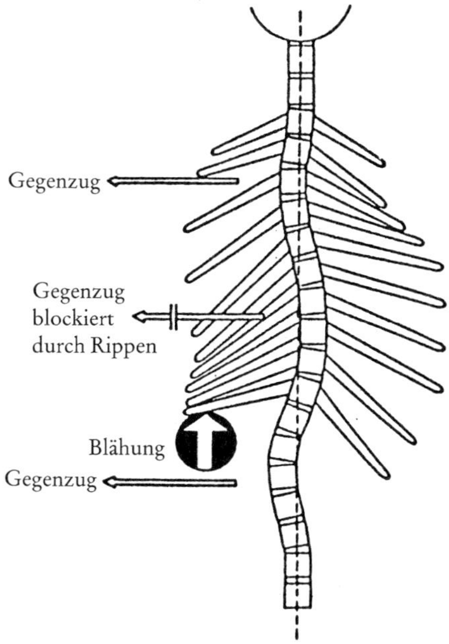

Abb. 6b

Diese sogenannte S-förmige Skoliose der Wirbelsäule ist übrigens die häufigste Verformung, die am Rückgrat auftritt. Was beweist das? Es gibt viel mehr Störungen im Körper, die vom Bauchraum ausgehen, als heute bekannt ist, auch wenn wir vordergründig nicht allzuviel vom Bauch verspüren. Aber von „Bauchweh", Blähsucht, Nabelkoliken, empfindlichem Bauchraum, Aufstoßen, Sodbrennen, unregelmäßigem Stuhlgang, Verstopfung, Durchfall usw. wissen die meisten Menschen zu berichten, auch wenn sie selten richtig krank in diesem Bereich gewesen sind.

Es würde zu weit führen, wollte ich weitere Verformungen des knöchernen Skeletts in allen Einzelheiten zu erklären versuchen. Aber wenn man sich jahrzehntelang damit befaßt hat, ist man erstaunt, feststellen zu müssen, daß so wenig darüber bekannt ist. Ich bin in der Lage, die meisten anatomischen Verformungen des Brustkorbes und der Wirbelsäule mit dem unphysiologischen Befund des Bauchraumes in Beziehung zu setzen.

Hier sollten wir einen ersten Rückblick halten: Ich habe gerade behauptet, die Verformung der Wirbelsäule und des Brustkorbes hänge vom Zustand des Bauchraumes genau so ab wie die anatomische Gestaltung der Bauchdecken; aber sie braucht in der Jugend, wo sie meist beginnt, keine großen Beschwerden zu verursachen. Diese Diskrepanz zwischen Befinden und Befund fiel mir schon auf. Damals beschloß ich, der Sache auf den Grund zu gehen. Die Grundlagenforschung kann sich nur auf den Urheber der vermuteten Störung beziehen, also auf den Eingeweidetraktus, d. h. auf anatomische Gestaltung des Magen-Darmkanals.

Es gibt eine probate Untersuchungsmethode, um Magen und Darm zur Darstellung zu bringen. Es ist dies die röntgenologische Untersuchung mittels Bariumbrei. In meinem Auftrag führt ein erfahrenes Röntgeninstitut seit über dreißig Jahren die sogenannte fraktionierte Magen- und Darmpassage (= MDP) bei meinen Patienten durch, wobei eine gewisse Menge Bariumbrei getrunken werden muß. Nach einer, nach zwei und nach fünf Stunden werden Kontrolluntersuchungen mit Röntgenphotographien durchgeführt, so daß man ein vollständiges Bild vom Gesamtzustand des Verdauungstraktes bekommt, da der Speisebrei inzwischen den Darm ausgefüllt hat. Man kann jetzt beurteilen, wie die Lage und der Zustand des Intestinaltraktes sind, z. B. ob sich Magen, Dünn- und Dickdarm an der richtigen Stelle befinden, ob etwa Lageanomalien festzustellen sind, ob ein Teil der Eingeweide überdehnt oder geschrumpft ist, ob starke Blähungen, Ausstülpungen oder Einziehungen nachzuweisen sind, ob die Schleimhautverhältnisse in den einzelnen Abschnitten richtig dargestellt werden oder ob sie vergröbert oder atrophiert sind und viele andere Dinge mehr. Ich habe Tausende solcher Röntgenbilder gesehen und sie kritisch ausgewertet. Die MDP ist zwar als Untersuchungsmethode bekannt, sie wird aber nicht sehr häufig durchgeführt. Es werden vielmehr meist nur einzelne Abschnitte des Verdauungsapparates untersucht, z. B. Magen und Duodenum (= Zwölffingerdarm) bei einem vermuteten Ulkus (Geschwür) oder der Dickdarm durch Breifüllung von hinten durch den After bei vermuteter Dickdarmentzündung. Auf jeden Fall wird das längste Stück des Darms, nämlich der Dünndarm (Jejunum und Ileum), der etwa zwei Drittel des Verdauungskanals ausmacht und etwa vier bis sechs Meter lang ist, von der Untersuchung meist ausgenommen. Oder wenn einmal eine Gesamtuntersuchung (MDP) vorgenommen wird, lautet das Urteil: Kein sicherer krankhafter Befund. Diese Beurteilung rührt daher, daß die Untersuchung selten und nicht, wie bei mir, routinemäßig durchgeführt wird und der Röntgenologe daher mit etwaigen Lageanomalien u.ä. nichts anzufangen weiß. Hat man ungezählte Fälle gesehen und sich Gedanken über die Anatomie und Physiologie (= normale Funktion) der Verdauungsorgane gemacht, kann man sich ein Urteil erlauben. Es lautet:

Der Zustand unserer Verdauungsorgane Magen und Darm ist eine Katastrophe!

Ich werde auf die Einzelheiten noch sehr genau eingehen.

Zunächst: Die Klagen der Patienten über den Bauchraum sind wortreich und spannend wie ein Krimi und reichen häufig Jahre, Jahrzehnte oder bis in die frühe Jugend zurück, aber sie enden fast immer in der Resignation: „Kein Arzt hat meine Klagen ernstgenommen" oder auch „Alle Untersuchungen haben niemals einen sicheren krankhaften Befund ergeben". Aber es gibt auch andere Aussagen von weniger sensiblen Patienten: „Es stimmt, mein Bauch war nie besonders gut, ich habe häufig Blähungen oder Drücken da und dort verspürt, aber es hat mich nie besonders gestört."

Zwischen diesen beiden Extremen, den Hyper- und den Hyposensiblen (Über- und Unterempfindlichen), liegt die große Masse der Normalveranlagten, die einfach über Verdauungsstörungen wie Verstopfung, Aufstoßen, Sodbrennen, Blähungen, Inappetenz (schlechtes Hungergefühl) oder Heißhunger u.a. zu klagen hat, aber sich trotzdem nicht übertrieben belästigt fühlt.

Können solche gravierenden Symptome tatsächlich bestehen, obwohl man nicht bettlägerig krank ist? Ja, man kann sogar arbeiten und fühlt sich, wie gesagt, in vielen Fällen gar nicht so schlecht.

Und doch soll der Bauchraum objektiv katastrophal aussehen? Gibt es eine solche Diskrepanz, und wie wäre sie gegebenenfalls zu erklären? Hier ist es an der Zeit, die Weisheit der Natur zu rühmen und die Un-Weisheit des Menschen kennenzulernen.

In Urzeiten brauchte der Mensch seine Intelligenz, um zu überleben. Inzwischen hat er gelernt, seine Umwelt zu beherrschen und mißbraucht seine angeborene Geistesgabe, um andere zu bekämpfen. Markantes Beispiel: Die Menschheit kann sich heute mit der Atombombe selbst ausrotten.

Aber auch im kleinen funktioniert der Mißbrauch der Intelligenz nicht so schlecht! Wir, das Naturprodukt Mensch, haben uns heute so weit von der Natur entfernt, daß z. B. unsere Ernährung kaum noch etwas mit der Natur zu tun hat. Wir essen auch Büchsen und Konserven, wir konzentrieren und extrahieren unsere Nahrung, wir komprimieren und korrigieren sie nach Belieben und essen völlig wahllos bzw. völlig nach unserem leider total mißgebildeten Geschmack viel zu einseitig, z. B. zuviel tierisches Eiweiß und zuviel Kunstprodukte wie Zucker, Weißmehl und extrahierte Fruchtsäfte, ohne uns Rechenschaft abzulegen, daß solcherart bearbeitete Lebensmittel keine Naturprodukte mehr sind.

Wenn man einem Naturprodukt etwas entzieht, wie es beim Weißmehl oder Zucker der Fall ist, so ist es eben kein Naturprodukt mehr, sondern vielmehr ein Kunstprodukt. Physiologisch gesehen stehen uns Verdauungssäfte für das natürliche Produkt, etwa das volle Korn, zur Verfügung. Dabei werden auch die richtigen Nahrungsstoffe dem Körper zugeführt, und die Bilanz ist damit ausgeglichen. Mit den Nahrungskonzentraten, wie sie die Obstsäfte darstellen, verhält es sich ähnlich. Zum Abbau eines Konzentrates (aus fünf bis zehn Orangen preßt man ein Glas Saft) müßten uns Konzentratverdauungssäfte zur Verfügung stehen, was aber nicht der Fall ist. Daher wird der Verdauungsvorgang gestört und außerdem die Magenschleimhaut gereizt. Bekanntlich hat es noch nie so viele Gastritiskranke gegeben wie heute. Erst seit wir so „gesunde“ Obstsaftkonzentrate zu uns nehmen, so „gesund“ leben wie heute mit viel zu viel Zucker, viel tierischem Eiweiß und von Ballaststoffen befreiten „leichten“ Nahrungsmitteln usw., ist die Zahl der Magenschleimhautentzündungen ständig im Ansteigen, und wir fragen uns auch noch, warum das so ist.

Wir essen also so unnatürlich wie nur möglich. Leider können wir nicht registrieren, ob wir mit wertvoller oder mit wertloser Nahrung satt geworden sind. Wir können nur den Sättigungszustand empfinden. Wir merken also nicht gleich, ob eine Nahrung gesund ist oder nicht, da etwaige Schäden durch schlechte Nahrung sich langsam und schleichend einstellen und unsere „Körpermaschine“ nicht sofort reagiert, wie es die von uns konstruierte technische Maschine tut. Das bedeutet, daß wir unseren Körper lange Zeit mit falscher Nahrung mißhandeln können, ohne daß ein unmittelbarer Zusammenhang mit der Erkrankung zutage tritt.

Um es noch einmal ganz klar zu definieren:

Wir haben mit dem technischen „Fortschritt" gelernt, unsere Nahrung dauerhaft zu gestalten, indem wir aus *Lebens*mitteln (aus lebenden Inhaltsstoffen, die verderblich sind) *Nahrungs*mittel, d. h. *nur* Energielieferanten machen, Kalorienträger also, die *dauerhaft* konserviert werden können.

Durch verläßliche Untersuchungsmethoden kann der schlechte Zustand der Verdauungsorgane festgestellt werden. Wieso aber diese Diskrepanz zwischen ausgewiesenem, schlechten Zustand und subjektiv nicht schlechtem Befinden?

Der Verdauungstrakt ist von der Natur, wie angedeutet, sehr weise eingerichtet. Wenn unser Bauchraum die gleiche Sensibilität hätte wie etwa die Haut, so würden wir am Leben verzweifeln, da die Därme sich ständig in Bewegung befinden, um den Speisebrei vom Mund zum Magen und durch die langen Darmabschnitte zum Enddarm zu transportieren. Wenn wir uns dieser ständigen wurmförmigen Bewegung der Eingeweide bewußt würden, wäre das Leben sicherlich nicht lebenswert, und so hat die Natur hier eine „Sperre" in der Empfindlichkeit, die sogenannte Reizschwelle, eingebaut.

Diese Reizschwelle der sensiblen Nervenendplatten des Darmes bewirkt, daß wir sowohl die Darmbewegungen als auch Entzündungen im Bauchraum und Blähungen, die die Darmwand überdehnen, erst dann empfinden, wenn sie einen gewissen Schwellenwert überschreiten. Alles, was unterhalb der Reizschwelle liegt, bleibt stumm.

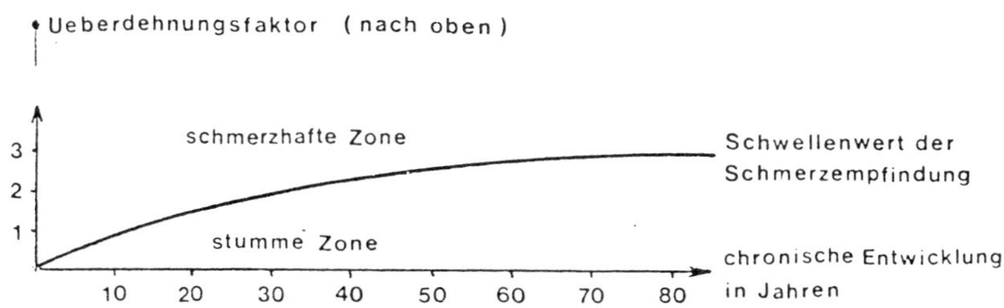

Abb. 7

Die sehr wichtige Frage, warum viele Menschen von ihrem kranken Bauchraum nicht viel mehr als „Unbehagen“ empfinden, soll diese graphische Darstellung demonstrieren. Die Reizschwelle der Darmnerven, die einerseits anzeigt, ob ein Entzündungszustand der Intestinalorgane vorhanden ist, andererseits aber die ständige Peristaltik, die Bewegung des Darms, nicht anzeigen darf, wird im Laufe des Lebens durch einen Gewöhnungseffekt langsam höher verlegt, so daß zunehmende Entzündungszustände der Verdauungsorgane immer weniger empfunden werden. Das Höherverlegen der Reizschwelle kann natürlich mehr oder weniger schnell eintreten. Nur so kann verstanden werden, daß bei meinen Untersuchungen ein katastrophal schlechter Zustand der Bauchorgane festgestellt wird, ohne daß man sich vor „Bauchweh“ krümmt.

Infolge der heute üblichen Fehlernährung besteht im Bauchraum häufig ein Reiz- oder Entzündungszustand, der zunächst unterhalb der nervlichen Reizschwelle liegt und deshalb nicht empfunden wird oder höchstens, wenn er nahe an den Schwellenwert herankommt, als Mißempfinden registriert wird.

Chronische Fehlernährung führt zur Zunahme der Entzündungserscheinungen der Eingeweide. Dadurch wird der kritische Nervenschmerzpunkt häufig erreicht und löst Schmerzen aus. Man denke nur an die häufigen Klagen der Kinder, wobei die Reizschwelle erreicht wird, aber noch nicht viel nachweisbar ist. Ärzte sprechen hier häufig von „Nabelkoliken“, die sie als unwichtig abwerten.

Der lebende Organismus ist aber von Natur aus sehr anpassungsfähig, und so paßt er sich dem neuen „Normal“-Zustand mit pausenlos bestehendem Reizzustand im Bauchraum an und verlegt den Alarmpunkt für die nervliche Reizschwelle höher.

Um es nochmals leicht überspitzt zu sagen: Was heute als normal empfunden wird, hätte gestern Alarm ausgelöst! Das ist der Grund, warum sich krankhafte Zustände in unserem Bauchraum ausbreiten können, ohne daß wir sehr viel mehr als Mißbehagen empfinden. Trotzdem bleibt natürlich die normale Reaktionsfähigkeit des Nervensystems bestehen, d. h. auch bei erhöhter Reizschwelle wird z. B. ein plötzlich auftretender zusätzlicher starker Blähungszustand noch als Kolik empfunden. Aber auch diese erneute Störung braucht sich nicht mehr ganz zurückzubilden. Dadurch wird die Reizschwelle wieder ein Stückchen höher verlegt, wenn die Störung öfter auftritt.

Ich glaube, ich habe jetzt genügend dargelegt, wie sich die Diskrepanz von Befinden und Befund erklärt, daß also ein katastrophaler Zustand unseres Bauchraumes durchaus vorhanden sein kann, ohne daß wir uns richtig krank fühlen müssen.

Kehren wir jetzt zur Betrachtung des Inhaltes unseres Bauchraumes zurück und beginnen mit der Untersuchung der Baucheingeweide.

Der *Magen* liegt im *Oberbauch*, im sogenannten Epigastrium, im Bereich zwischen dem Rippenwinkel, und zwar etwas links von der Mittellinie. Der Magen entleert sich durch den Zwölffingerdarm (Duodenum) in den Dünndarm, dessen erster Teil Leerdarm (Jejunum) und dessen zweiter Teil Krummdarm (Ileum) heißt. Der Dünndarm liegt im Mittelbauch, etwa um den Nabel herum und ist, damit er im Stehen und Gehen nicht zu tief herunterfällt, am Darmgekröse (Mesenterium) aufgehängt. Infolge dieser Aufhängung kann er normalerweise nicht bis ins Becken herabreichen, was er leider durch krankhafte Überdehnung des Mesenteriums häufig tut. Ein Hinweis für später: Die meisten Hernien (Brüche) im Bauchbereich (Bauchdeckenbruch, Leistenbruch, Zwerchfellbruch) sind durch Krankheiten der Därme (d.h. überdehnende Blähungen!) hervorgerufen. Unser Bauchraum wird gleichsam eingerahmt vom *Dickdarm*, der den Dünndarm umfassen soll wie ein Bilderrahmen. Er ist ebenfalls wie der Dünndarm fixiert, und zwar am Dickdarmgekröse (Mesocolon), was normalerweise seine Lage als „Bilderrahmen" garantiert. Leider gibt es auch hier gewaltige Störungen, die durch Überdehnung des Aufhängeapparates und der Därme zustandekommen.

Besprechen wir jetzt die einzelnen Abschnitte des Verdauungsorgans, wobei wir uns meine Erkenntnisse über den Bauchraum zunutze machen wollen.

Der Magen

Vom Mund zum After verläuft ein rohrartig durchgehendes Gebilde, was abschnittweise weiter oder enger ausgebildet ist und als erste Station den Magen durch eine sackförmige Erweiterung bildet. Der Magen ist ein wichtiges Depotorgan, das uns Hunger und Sättigung signalisiert. Es ist mit wichtigen Verdauungsdrüsen ausgestattet, welche die Speisen aufschließen und für die folgende Auswertung im Dünn- und Dickdarm vorbereiten. Die Verdauungskraft und die Entleerung des Magens ist von bestimmten pH-Werten abhängig, die normalerweise im sauren Bereich liegen sollten, was leider häufig nicht der Fall ist. Stimmt jedoch der pH-

Wert im Magen, so stimmt er auch im weiteren Verdauungsablauf sowie in den resorbierten Nahrungsstoffen und endlich im Blut und im Gewebe. Dann herrscht Gesundheit im Körper, und die Immunabwehr, die uns gegen krankmachende Bakterien schützt, funktioniert perfekt. Leider stimmt der pH-Wert im Magen aber häufig nicht, was durch verschiedene Faktoren ausgelöst wird. Der wichtigste pathogene Faktor ist unsere sogenannte *Zivilisationskost,* allem voraus rangiert der Fabrikzucker (Haushaltszucker, brauner Zucker, „Energie"-Zucker und Bonbons jeder Art, Süßspeisen, Kuchen, usw., kurz, alle Speisen, die Zucker enthalten) rasch gefolgt vom Weißmehl. Jedes Mehl, welches „verfeinert" ist, d.h. der Mehlkörper des Weizens oder jeder anderen Kornart ist von seiner natürlichen Hülle und vom Keimling befreit, stört den normalen Verdauungsablauf, erst im Magen und später im Darm. Ein derartig verändertes Mehl ist kein Naturprodukt mehr, da es die Natur ja so nicht liefert, sondern ein Kunstprodukt. Für ein solches Kunstprodukt steht uns nicht der richtige Verdauungssaft zur Verfügung. Außer dem von Ballaststoffen befreiten sogenannten Auszugsmehl, gibt es noch einen weiteren Störfaktor. Unsere Gewohnheit, die Nahrung weich zu kochen, ja sie völlig zu zerkochen, ist ein wichtiger Punkt, der die Magenfunktion erheblich stört, genau wie die Überfütterung mit tierischem Eiweiß und mit Fettstoffen, die in derartigen Mengen ganz sicher nicht verdaut werden können.

Ob der Mensch von Natur aus als Frugivore – Früchteesser – oder als Omnivore – Allesesser – angelegt ist, spielt keine grundsätzlich wichtige Rolle. Grundsätzlich wichtig ist nur, daß die Nahrungsmittel natürlich sind und in der richtigen Dosierung zugeführt werden. In den letzten Jahrzehnten haben sich unsere Ernährungsgewohnheiten so stark verändert, daß von natürlicher Lebensweise keine Rede mehr sein kann. Zum Beispiel essen wir heute in einem Monat soviel Zucker und Zuckerspeisen wie früher, vor ca. achtzig Jahren, in einem Jahr. Auch der Fleischverzehr hat sich vervielfacht. Im Jahr 1850 betrug der Fleischverbrauch siebzehn Kilogramm pro Kopf der Bevölkerung. Heute sind es über neunzig Kilogramm pro Kopf und Jahr.

Das Getreide wird nur in künstlicher Form, d.h. von „Ballaststoffen befreit" gegessen, Gemüse, Obst und Zellulose werden zerkocht. Zweifellos in guter Absicht, aber mit falscher Einsicht. Darüber hinaus schütten wir große Mengen Obstsaft in uns hinein, um den Vitaminhaushalt zu decken – mit ebenfalls guter Absicht, aber völlig falsch. Warum? Obstsaft wird hergestellt – selbst hergestellt mit der Fruchtpresse oder in der Fabrik ist hierbei völlig gleich – durch Auspressen von Obst.

Ich wiederhole diesen wichtigen Vorgang nochmals: Obstsaft ist aber kein Wasser, das ohne Verdauungssaft resorbiert werden kann. Obstsaft ist zwar auch flüssig, aber er enthält Stoffe, die vor der Resorption verdaut werden müssen. Ein Glas Orangensaft enthält den Saft von vielleicht fünf bis zehn Orangen. Wir brauchen also Verdauungssaft für fünf bis zehn Orangen oder anders ausgedrückt, einen Konzentratverdauungssaft, den wir aber nicht haben. Das Konzentrat Obstsaft bleibt also längere Zeit im Magen liegen, reizt und entzündet die Magenschleimhaut. Daraus erklärt sich, daß heute, wo wir so fortschrittlich und so „gesund" leben, die Gastritis weltweit ungeheuer verbreitet ist. Denken Sie einmal selbst über Ihre Magenfunktion nach und sehen Sie in die Zeitung: Es wimmelt dort nur so von Angeboten für eine Verbesserung der Magenfunktion, gegen Sodbrennen und Aufstoßen, gegen Völlegefühl und Heißhunger.

Aber der wichtigste Punkt beim Verdauungvorgang für Obstsaft ist zweifelsfrei der Zuckergehalt – der Obstzuckergehalt (!) – des Obstsaftes. Hier sei ganz klar gesagt: Ob Obst- oder Rübenzucker ist vollkommen gleich, Zucker fördert die Gärung und Obstzucker ohne Substanz (= Obstsaft) fördert die Gärung schamlos intensiv, weil infolge Fehlens der Substanz (des Fruchtfleisches) keine Darmbewegung (Peristaltik) stattfindet. Zweifellos enthält Obstsaft große Mengen Vitamine, die wir in bester Form als Frischobst und Frischgemüse *verdauungsfähig* resorbieren können, aber solche Konzentrate sind nicht körpergerecht, und die bei der Gärung entstehenden Giftstoffe (Darmtoxine) überwiegen selbst den theoretischen Vorteil der Vitaminzufuhr. Ohne Obstsaft findet keine Gärung statt, und es entwickeln sich keine Toxine, aber richtig dosierte, resorbierbare Vitamine erhalten wir durch Obst und Salate bzw. rohe Gemüse.

Ich habe jetzt einige Faktoren aufgezählt, welche die Magenfunktion stören. Wir wollen jetzt klären, welches anatomische Aussehen ein kranker Magen haben kann. Einen normal aussehenden Magen gibt es ziemlich selten. Meist ist er schon rein äußerlich als deformiert zu bezeichnen. Wir können zwei pathologische (krankhafte) Formen erkennen:

1. **Entweder** ist er überdehnt und hängt als langer, schlapper, atonischer Sack – er nennt sich Langmagen – weit herunter bis ins Becken, wo er nicht selten aufsteht, wobei der Mittel- oder Unterbauch vorgewölbt wird (Abb. 8)

oder

2. er ist spastisch kontrahiert und liegt als sogenannter Stierhornmagen im linken Oberbauch. Bei Füllung dehnt er sich über die Mittellinie des Körpers aus und wölbt sich dann kugelförmig im Epigastrium vor. Dies erweckt den Anschein, als hätte der Mensch einen Fußball verschluckt, der sich im Oberbauch festgesetzt hat und diesen kugelförmig vorwölbt (Abb. 9).

Beiden Mägen ist eigentümlich, daß sie große Mengen Schleim enthalten, die falsche pH-Werte aufweisen, was die normale Verdauung gewaltig stört. Der krankhafte pH-neutrale Schleim wird als Schutz für die ent-

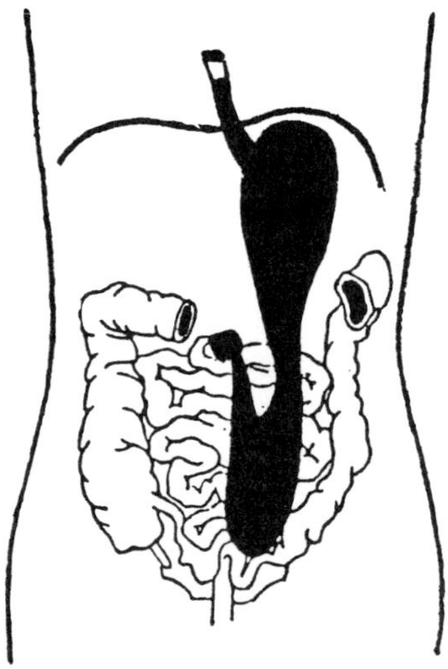

Abb. 8: Langmagen

Der lange atonische (= schlaffe) Magen kann bis ins Becken herunterhängen. Er ist häufig mit großen Mengen Schleim gefüllt. Er entleert sich meist sehr verzögert, so daß die Speisen dort verderben und in Fäulnis oder Gärung übergehen (Mundgeruch, Rülpsen usw.)

Ein derartig zersetzter, toxisch veränderter Speisebrei ist eine schlechte Voraussetzung für einen guten Verdauungsvorgang und für die Herstellung physiologischer Stoffwechselprodukte.

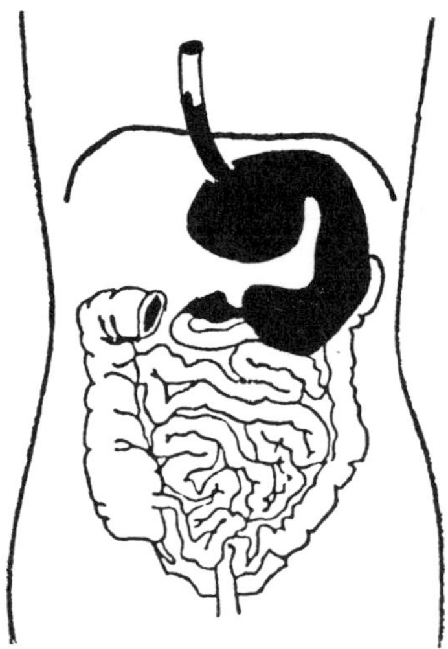

Abb. 9: Stierhornmagen

Der verkrampfte spastisch-kontrahierte Magen liegt im linken Oberbauch und ist ebenfalls häufig mit großen Schleimmengen angefüllt, was den pH-sauren Magensaft neutralisiert. Hier beginnt also schon die „Fehl"-verdauung.

Für den Stierhornmagen ist es typisch, daß er sich oft blitzartig entleert. Für den Verdauungsvorgang fehlt die von Natur aus vorgesehene Aufschließung der Speisen im Magen, was Gärung im Darm verursacht.

zündliche Magenschleimhaut gebildet, da ein Reizmagen für pH-richtigen, sauren Verdauungssaft anfällig ist, d. h. es kommt sonst zur Eigenverdauung des Magens, was in Form eines Magen- oder Darmgeschwürs zu beobachten ist. Ein Ulkus (Geschwür) stellt also immer die Folge einer Magenkrankheit dar und ist niemals eine Krankheit für sich (sui generis), wie wir heute leider immer wieder hören.

Die große pathologische Schleimproduktion des Magens mit den falschen pH-Werten bedingt, daß der Speisebrei nicht richtig aufgeschlossen, d. h. nicht richtig verdaut werden kann. Er bleibt zu lange im Magen liegen und unterliegt dort Gärungs- und Fäulnisvorgängen, genauso, wie gekochte Speisen, die in der Wärme aufbewahrt werden anstatt im Kühlschrank, wo Gärung und Verwesung gebremst werden. Man beobachtet auch, daß der Stierhornmagen die Nahrung blitzartig in den Darm auswirft. Auf jeden Fall ist bei beiden Mägen die Vorverdauung gestört.

Es ist unglaubwürdig, daß es für die Nahrungsauswertung keine Bedeutung haben soll, ob die Nahrung richtig aufgeschlossen ist, oder wie aus einem stinkenden Gärbottich durch die Därme wandert. Die moderne Medizin zeichnet sich derzeit durch totales Desinteresse an Verdauungsvorgängen aus. Ich werde auf den folgenden Seiten davon reden, daß im Magen das Übel unserer schlechten Gesundheit seinen Anfang nimmt, daß der Anfang in der falschen Nahrung und den falschen Eßgewohnheiten liegt.

Zur Illustration möchte ich hier ein *praktisches Beispiel* einschalten, das mich sehr beeindruckt hat.

Es kommt ein siebzehnjähriger junger Mann in meine Sprechstunde, der hochaufgeschossen ist, schmal und mager wie ein Handtuch und einen todkranken Eindruck macht. Er fühlt sich schwach und elend und ist zum Umfallen müde. Er klagt über schwere Verdauungsstörungen und Schmerzen im Bauchraum, wobei täglich acht- bis zehnmal Stuhlgang erfolgt, begleitet von großen Mengen Schleim, gelegentlich auch mit Blutabgang. Er klagt über Appetitlosigkeit und trotz seiner Magersucht über Ekel und Widerwillen gegen jegliche Speisen. Die Krankheit besteht schon seit zwei Jahren, er war häufig in verschiedenen Krankenhäusern, wo er stationär behandelt wurde, aber das Krankheitsbild hat sich nicht gebessert. Er ist jetzt beim Hausarzt in Behandlung, der auch keinen anderen Rat mehr weiß, als dem jungen Mann die verordneten Medikamente aufzuschreiben. Der Patient nimmt also täglich eine Reihe von Medikamenten ein, was sein Ekelgefühl vergrößert, die Krankheit aber nicht feststellbar beeinflußt. Bei dem Krankheitsbild handelt es sich um einen Morbus Crohn, eine entzündliche Darmerkrankung, die einen Teil des Dünndarms, meistens das letzte Stück und häufig noch den Anfangsteil des Dickdarms, das sogenannte Colon ascendens (aufsteigender Dickdarm), befällt. Die klinischen Untersuchungen haben das bei dem Patienten einwandfrei ergeben.

Der Morbus Crohn, auch Ileitis terminalis genannt, ist eine entzündliche Darmerkrankung, die ähnlich wie die Colitis ulcerosa, die geschwürige Dickdarmentzündung, in den letzten Jahren rapid zugenommen hat. Die eigentliche Ursache, medizinisch als die „Ätiologie" der Krankheit beziffert, ist nicht bekannt. Wenn man als Arzt solchen unbekannten Krankheitsbildern gegenübersteht, muß man sich eigene Gedanken machen, um ursächlich eingreifen zu können, sonst bleibt es bei der üblichen Verordnung: Man nehme dreimal täglich dieses und jenes Medikament und füge dem, wenn es nicht klappt, noch Penicillin bzw. Antibiotika und Kortison (ein Nebennierenpräparat) hinzu.

Folgen Sie meinen Überlegungen und beurteilen Sie kritisch, ob Sie diese nachvollziehen können:

Die entzündlichen Darmerkrankungen haben in den letzten Jahren sehr stark zugenommen, während des Zweiten Weltkrieges und im Jahrzehnt danach gab es sie so gut wie nicht, von Eigenversorgern (Bauern, Lebensmittelhändlern, Gastronomen u. ä.) einmal abgesehen.

Je mehr der Wohlstand zunahm, um so häufiger traten die entzündlichen Darmkrankheiten auf. Was aber bedeutet Wohlstand? Wohlstand bedeutet doch zweifellos Konsumvermehrung. Der Wohlstandsbürger setzt allgemein mehr um. Was er sich bei steigendem Wohlstand am ehesten gönnt, ist die „Verbesserung" der Ernährung und das bedeutet, daß er sich mehr „wohlschmeckende" Speisen leistet.

Als da sind: mehr Fleisch und Fisch, mehr Eier und Käse, das Mehl nicht mehr in der „rauhen", groben Form, sondern schön weiß gebleicht und in luftiger, leichter, gut duftender Weise gebacken, so leicht, daß es auf der Zunge zergeht. Gemüse schön weich gekocht, und da es durch das Zerkochen seinen Eigengeschmack verloren hat, mit vielen Gewürzen aufgemöbelt, Kartoffeln nur wenig (Sinnspruch: Kartoffeln gehören in den Keller) und Salate nur als Pflichtübung zur Gewissensberuhigung, ein kleines Tellerchen irgendwann zwischen den verschiedenen Gängen.

Diese Ernährungsweise ist aber genau das Gegenteil einer gesunden Lebensweise, die aus vorwiegend naturbelassenem Getreide, rohem Gemüse, Salaten und aus etwas rohem Obst bestehen soll. Ich werde das später sehr genau ausführen.

Hier interessiert die Frage, was passiert, wenn der Mensch die beschriebenen Lebensmittel, also viel Fleisch und Fisch, Eier und Käse und viel Weißmehlprodukte zu sich nimmt, wobei er seine Mahlzeit mit einer Süßspeise abschließt, die sehr viel Zucker enthält und bei jeder Tischrunde den Entzückensruf „ah" und „oh" auslöst.

All den beschriebenen Lebensmitteln, die eigentlich „Totmittel" heißen müßten, da sie alle tot gekocht sind, fehlen nicht nur die lebensnotwendigen Vitalstoffe, sondern auch die peristaltikfördernden Ballaststoffe. Ohne Ballaststoffe kommt der Verdauungsvorgang immer mehr zum Erliegen, und der Transport des Speisebreis verlangsamt sich mehr und mehr. So kommt es, daß heute mit zunehmendem Wohlstand zwei Drittel oder drei Viertel der Bevölkerung an trägem Stuhlgang und an Verstopfung leiden. Die Verdauung ist nicht, wie es sein sollte, nach vierundzwanzig bis sechsunddreißig Stunden mittels Abgang durch den Enddarm beendet, sondern sie verzögert sich tagelang. Ich habe nicht selten beobachtet, daß der Stuhlgang erst nach drei oder vier, ja nach acht Tagen und noch später erfolgt. Was aber bedeutet das? Der Speisebrei, der zu lange im Darm liegt, zersetzt sich genauso, wie gekochte Speisen in der Wärme und im Darm herrscht immerhin siebenunddreißig Grad Celsius Wärme. Dabei gehen die Eiweiße in Fäulnis und die Kohlenhydrate in Gärung über. Bei beiden Vorgängen bilden sich Giftstoffe, die resorbiert werden und sich damit toxisch (giftig) auf Blut und Gewebe auswirken. So kommt es, daß der Mensch durch die beschriebene Fehlernährung allmählich krank wird und daß sein Darm als der Ort, in dem sich die Gärungsvorgänge abspielen, erkrankt. Hier darf ich wohl aussagen: Je unnatürlicher die Nahrung, um so schwerer und auch schneller erkrankt der Darm.

Ich glaube, man kann das bisher dargestellte Krankheitsbild ohne Schwierigkeit nachvollziehen! Verfolgen Sie weiter die *Leidensgeschichte des jungen Mannes.*

Aus gutem Grund frage ich immer nach den Eßgewohnheiten und nach den Verdauungsvorgängen. So auch hier. Nach vielen Einzel- und Gemeinschaftsgesprächen mit Patient und Eltern stellt sich folgendes heraus: Der Patient war schon seit Säuglings- und Kindheitstagen ein schlechter

Esser. Er hat viel erbrochen, häufig die Nahrungsaufnahme verweigert. Er hat über Bauchweh, Aufstoßen, Rülpsen, Blähungen, „Nabelkoliken“, Durchfall oder Verstopfung und vor allem über ein Ekelgefühl bei der Nahrungsaufnahme geklagt. Er erzählt mir, daß die Mahlzeiten für ihn ein Martyrium seien, er könne einfach kaum etwas essen, andererseits habe er aber bereits zwei Stunden nach der letzten Nahrungsaufnahme wieder etwas Hungergefühl, etwa in der Größe einer halben Scheibe Brot, was er unbedingt befriedigen müsse, trotz des Widerwillens. Anderenfalls nehme das Schwäche- und Ekelgefühl, das er im Bauchraum verspüre, unerträgliche Maße an, und er fühle sich in der Bauchmitte wie ausgehöhlt.

Ist ein solches Krankheitsbild überhaupt zu verstehen? Ein extrem abgemagerter Patient, der deutlich sichtbar unterernährt ist, müßte doch sein Defizit durch vermehrten Hunger und große Mengen Speisen auszugleichen versuchen. Er hat zwar Heißhunger, muß aber wegen Ekels vor der Nahrung nach kleinsten Mengen mit dem Essen aufhören. Wie ist diese Diskrepanz zu erklären?

Hier drängt sich geradezu vehement die Frage nach einer psychischen Ursache auf, der ich auch intensiv nachging, aber leider ohne großen Erfolg: Gutes, liebevolles Elternhaus, Vater und Mutter treusorgend, keine erkennbaren Probleme, der Junge selbst lehnt den Zusammenhang ab, er ist ein guter, intelligenter Schüler, sehr erfolgreich, mit guten Noten, er beabsichtigt zu studieren. Seine Meinung ist: „Ich fühle mich körperlich krank.“ Der körperliche Zustand des Patienten hat sich in der letzten Zeit so verschlechtert, daß sich dies auch in einem starken Desinteresse an seinem Leben und seiner Umgebung äußerte. Wir wollen sehen, was sich ereignete.

Bei der Röntgenuntersuchung des Magens des jungen Mannes handelt es sich um einen mit sehr viel Schleim gefüllten Langmagen, der sich in einem ständigen Reiz- und Entzündungszustand befindet. Wie schon beschrieben, gehen hier die Speisen in Gärung und Fäulnis über, so daß der Magen mit großen Mengen Gasblasen gefüllt ist, was Völlegefühl und Übelkeit auslöst. Da die Säuren- und Basenverhältnisse (ph-Wert) im Magen nicht stimmen, ist die Entleerung verzögert, was die Gärung vermehrt.

Der Magen, der zunächst wie ein langer, schlapper Sack im Bauchraum hängt, macht jetzt vermehrt Anstrengungen, d.h. Kontraktionen, um den Inhalt loszuwerden. Möglicherweise werden hierbei auch kleine Teile des verdorbenen Mageninhaltes ins Blut gepreßt, was toxisch wirkt. Jedenfalls ist das der Augenblick, in dem der Patient sagt, er muß unbedingt etwas essen, es werde ihm sonst schlecht. Nochmals: Diese sogenannten „frustranen" (vergeblichen) Kontraktionen lösen ein Schwäche- und Elendsgefühl aus, die den Patienten zum Essen veranlassen. Durch das Essen einer Kleinigkeit fällt nämlich die große Gärblase im Magen zusammen, die starken Magenkontraktionen hören auf und der Patient fühlt sich erleichtert. Daher rührt ja auch die Empfehlung, alle 2 Stunden zu essen, was allerdings grundsätzlich falsch ist; denn der Teufelskreis wird nur beschleunigt: Essen – Gärung – Schwäche: Schwäche – Gärung – Essen – usw.

Die richtige Behandlung würde *logischerweise* doch darin bestehen, den Magen von seiner Gärsubstanz zu befreien, ihn auszuräumen und ihn so zu heilen, daß keine neue Gärung mehr auftritt. Dafür habe ich eine Methode entwickelt, die das Übel bei der Wurzel anpackt, also eine echte *ursächliche Heilung* darstellt. Davon später.

Und wie sieht es bei unserem jungen Patienten aus? Dazu ein Gespräch mit ihm selbst und den Eltern etwa ein Jahr nach Behandlungsbeginn:

„Zum ersten Mal in meinem Leben habe ich richtig Hunger, den ich durch die Mahlzeiten – drei am Tag – völlig befriedigen kann. Ich kann Mengen essen, wie noch nie zuvor in meinem Leben und fühle mich danach wunderbar satt, ohne gebläht oder voll zu sein. Ich freue mich auf jede Mahlzeit und zwischendurch vergesse ich meinen Bauch völlig, das ist ein herrliches Gefühl. Früher war mein Bauch ständig in meinem Bewußtsein, jetzt habe ich meine Gedanken frei, das empfinde ich als richtig befreiend."

Die Aussage der Eltern ist ähnlich: Der Junge sei wie ausgewechselt, er habe wieder Initiative, sein Desinteresse am Leben und an der Schule sei vorbei, er liege jetzt nur noch selten am Tag im Bett und würde seit neuestem mit Feuereifer wieder die Schule besuchen, die er ein Jahr versäumt habe.

Ein Fall ist kein Beweis, zweifellos. Ich habe diese oder ähnliche Aussagen schon sehr oft gehört. Werden aber solche Aussagen über Jahre hinweg zur Regel, haben sie für mich Beweischarakter angenommen.

Der Dünndarm

Der Speisebrei entleert sich in den Zwölffingerdarm (Duodenum), dessen erster Teil die Zwiebel (Bulbus) heißt, weil er so ähnlich wie eine Zwiebel aussieht. In diesem Bulbus gibt es häufig Geschwüre, das Ulcus duodeni und im weiteren Verlauf des Duodenums nicht selten Divertikel, beides Zeichen für die Erkrankung des Darms. Auch hier kann die Weite des Darmrohres recht unterschiedlich sein.

Wir wollen den Speisebrei auf seinem weiteren Weg durch den Darm verfolgen. Er gelangt jetzt in den Dünndarm, den wir uns etwas genauer ansehen wollen.

Wie schon angeführt, ist der Dünndarm ca. vier bis sechs m lang. Er liegt in vielen Windungen im Mittelbauch und ist am sogenannten Darmgekröse (Mesenterium) aufgehängt. Dieses Mesenterium kommt dadurch zustande, daß um die Dünndarmschlingen das Bauchfell (Peritoneum) herumläuft. Es bildet sich ein Doppelblatt. Mehrere solcher Doppelblätter laufen in der Wurzel des Gekröses (Radix mesenterii) zusammen, welches hinten an der Wirbelsäule in der Höhe des II. Lumbalwirbelkörpers angewachsen ist. Dadurch hat der Dünndarm eine gewisse Beweglichkeit, ist aber doch fixiert, und zwar so, daß sich die Dünndarmschlingen nicht „verschlingen“ können. Unter normalen Verhältnissen liegen die Dünndärme etwa im Mittelbauch, aber sie reichen aufgrund der vorgegebenen Länge des Mesenteriums nicht bis ins Becken herab. Wir werden gleich sehen, daß das bei vielen von mir untersuchten Fällen ganz anders ist.

Bei meinen Untersuchungen habe ich Verlagerungen des Dünndarms nach links, nach rechts und nach unten festgestellt, die eigentlich anatomisch gar nicht möglich sein sollten. Es sind also Krankheiten, die zu einer so starken Verlängerung des Mesenteriums beitragen, daß der Dünndarm als ganzes oder nur teilweise verlagert werden kann. Krankheiten, die den Dünndarm betreffen, z. B. Entzündung, Gasentwicklung, Transportschwierigkeiten, die zu einer Verlangsamung der Passagezeit des Verdauungsbreies führen, wodurch die Dünndärme zu schwer werden und nach unten absacken. Aber auch Krankheiten im Mesenterium, z. B. Lympherkrankungen können für die Verlagerung verantwortlich sein. Wenn der Patient einen Leistenbruch hat, kann man ohne große Untersuchung sofort die richtige wichtige Diagnose stellen: Verlängerung des Mesenteriums und Verlagerung des Dünndarms nach unten.

Bis jetzt haben wir über Lageanomalien gesprochen, die sehr eindrucksvoll zu sehen sind, wie die folgenden Bilder zeigen:

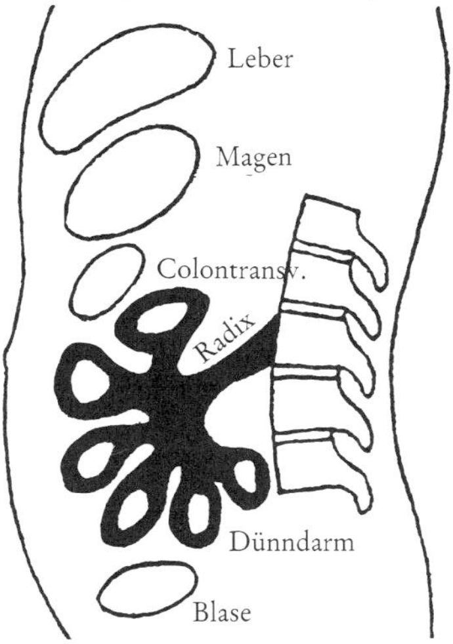

Abb. 10

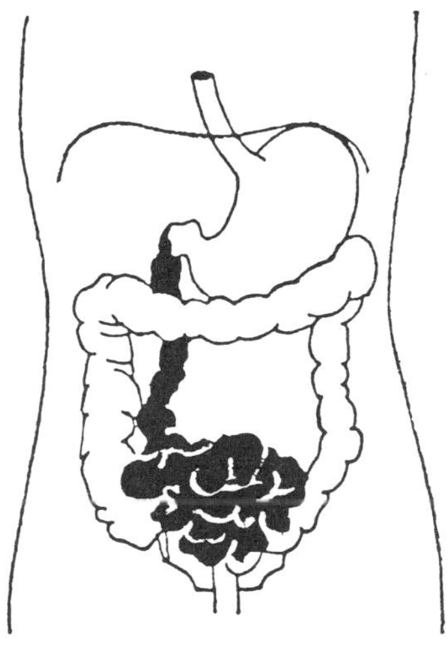

Abb. 11: Der Dünndarm ist als Ganzes stark gesenkt und liegt im kleinen Becken, was Druckgefühl und Verlagerung von Blase und Gebärmutter (Vorfall) auslösen kann.

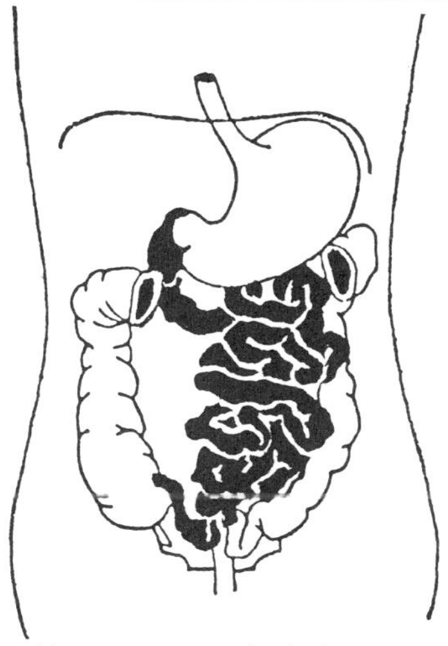

Abb. 12: Ein Großteil der Masse des Dünndarms ist nach links verlagert, was häufig durch eine rechtsseitig liegende Schwellung im mesenterialen Bereich des Darmaufhängeapparates bedingt ist. Diese Verlagerung braucht überhaupt keine Beschwerden auszulösen und kann nur röntgenologisch geklärt werden.

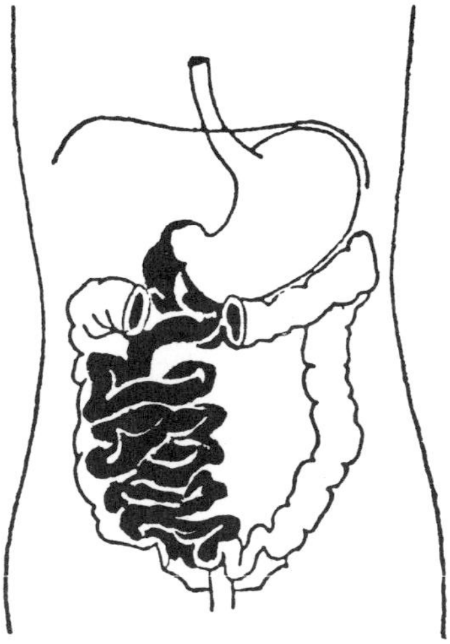

Abb. 13: Die Masse des Dünndarms ist nach rechts verlagert, was durch die oben beschriebene Schwellung, die links liegt, verursacht ist. Auch diese Verlagerung ist völlig symptomlos.

Die Wurzel des Gekröses (Radix mesenterii): Die Masse des Dünndarms ist an der Gekrösewurzel aufgehängt. Der Dünndarm hat eine Länge von fast sechs Meter, er würde ins Becken herunterfallen, wäre er nicht aufgehängt. In der Wurzel laufen die Gefäße des Darms, also Arterie und Vene, Pfortader und Lymphgefäß. Die Radix ist in Höhe des zweiten Lendenwirbels an der Wirbelsäule angewachsen.

Logischerweise müßte also vor einer Leistenbruchoperation die Ursache, nämlich das Herunterhängen und die mögliche Darmblähung beseitigt werden. Aus mir unverständlichen Gründen interessiert dies aber nicht, es wird nur die Auswirkung, d. h. der Leistenbruch durch die Operation beseitigt, die Ursache für die Ausbildung des Leistenbruchs bleibt bestehen. Aber alle Welt wundert sich, daß es so viele Rezidive (Rückfälle) nach Hernienoperationen gibt.

Wundern Sie sich jetzt auch noch?

Aber es gibt noch eine große Reihe von weiteren Störungen, die ich, der Übersicht wegen, allgemeiner beschreiben will: Der erste Teil des Dünndarms, das Jejunum, zeigt normalerweise eine gleichmäßige Fiederung der Schleimhaut, die häufig teilweise oder ganz aufgehoben ist. Der zweite Teil, das Ileum, zeigt normalerweise ziemlich gleichmäßige Einschnürungen, die im Röntgenbild gut erkennbar, in Krankheitsfällen jedoch häufig nicht mehr vorhanden sind. Beide Teile des Darms zeigen fälschlicherweise Kaliberschwankungen, wobei ein Teil erweitert, ein anderer kontrahiert ist, man findet starke Gasentwicklungen und sieht im Dünndarm nicht selten Divertikel, d.h. Aussackungen, die durch dauernde Druckerhöhung im Inneren des Darmrohres, sogenannte intraluminale Drucksteigerung, entstehen. Diese „inneren" Störungen des Dünndarms sind für die Verdauung ebenfalls sehr wichtig und zeigen deutlich, daß ein solcher Darm in seiner gesamten Struktur krank ist, was sich auf die Stoffwechselvorgänge natürlich sehr nachteilig auswirkt.

Man stelle sich vor, welche Kräfte einwirken müssen, daß die normale angeborene Lage von Magen und Dünndarm mehr oder weniger stark verändert wird, daß z. B. der Magen mehr als doppelt so groß ist als normal, die Dünndärme total verlagert gefunden werden und dabei die Schleimhäute im Inneren des Verdauungskanals pathologische Struktur zeigen! Und das alles soll keinen Einfluß auf den Verdauungsvorgang haben? Wir alle wissen, daß die Stoffwechselstörungen ständig stark zunehmen. Zum Beispiel wird die zulässige Höhe des Harnsäurespiegels heute mit 7,5 mg % angegeben, vor zwanzig Jahren lag sie bei 2–4 mg %. Und was steht im Lehrbuch?

„Ursache unbekannt" (vergl. Pschyrembel 1964 und 1984).

Da bin ich aber ganz anderer Ansicht! Der Stoffwechsel kann nur so gut oder schlecht sein, wie der Ort, von dem alles Leben, also auch der Stoffwechsel kommt, nämlich das Intestinalrohr (Verdauungskanal). Ich glaube, ich habe gezeigt, daß es sich nicht um unbedeutende Veränderungen handelt, sondern daß hier ernste Krankheiten vorliegen.

Dies veranlaßte mich eingangs von einer Katastrophe zu sprechen. Magen und Dünndarm sind wirklich katastrophal krank. Darüber hinaus kommt noch die Situation um den Dickdarm hinzu.

Der Dickdarm

Im Dünndarm finden hauptsächlich die Verdauung des Speisebreis und die Resorption der Nahrungsbausteine statt, während das Kolon (Dickdarm) vorwiegend der Flüssigkeitsresorption und der Ausscheidung dient.

Wie schon betont, muß die Passage der Speisen nach 24–36 Stunden beendet sein, sonst tritt unfehlbar eine Zersetzung, d. h. ein Verderben der Nahrungsbestandteile ein. Das ist die wichtigste Grundbedingung für eine normale Verdauungsfunktion, und hier wird heute unvorstellbar gesündigt. Das beginnt schon im Säuglingsalter. Die Mutter interessiert sich mehr für die Nahrungsaufnahme und die Gewichtszunahme ihres Kindes, als für die so wichtige Ausscheidung. Es endet beim Erwachsenen, der auf die Frage nach regelmäßigem Stuhlgang berichtet: „Ja, regelmäßig, einmal in der Woche.“ Man hält es nicht für möglich, daß ich schon ungezählte Male gehört habe, es erfolge überhaupt kein Stuhlgang, wenn nicht mit Medikamenten nachgeholfen werde. Viele Patienten fühlen sich durch diese Obstipation (Verstopfung) erheblich in ihrem Allgemeinbefinden gestört; ich habe aber auch schon oft erlebt, daß Patienten, die nur jeden zweiten oder dritten Tag Stuhlgang haben, das als völlig normal ansehen und sich nur wenig irritiert fühlen (s. Abb. 14).

Daß dies aber alles andere als normal ist, haben meine Untersuchungen gezeigt. Ich werde Ihnen einige Bilder zeigen, wobei ich Sie bitte, sich alles kritisch anzusehen. Ich meine, Sie brauchen nicht unbedingt eine röntgenologische Ausbildung zu haben, um sich selbst ein Urteil bilden zu können. Zuvor aber will ich Ihnen noch einige wichtige Erkenntnisse über den verspäteten Stuhlgang mitteilen und erklären: Man kann täglich einmal oder sogar zweimal Stuhlgang haben und doch an Verstopfung leiden! Wie das? Hören sie gleich dazu die Aussagen der Patienten, die an verspätetem Stuhlgang leiden: „Ja, ich habe häufig das Gefühl mich nicht richtig entleert zu haben, obwohl ich täglich oder fast täglich Stuhlgang habe.“ Auf meine Frage: „Und wie klappt es im Urlaub?“ Antwort: „Es dauert ein paar Tage, bis er sich eingespielt hat.“

Meine Diagnose: Dieser Patient leidet an Verstopfung! Wie also ist das zu verstehen? Was bedeutet verspäteter Stuhlgang? Ich sagte schon mehrfach, daß der Speisebrei spätestens nach 24–36 Stunden restlos ausgeschieden sein muß, damit er nicht in Gärung übergeht.

Beim verspäteten Stuhlgang erfolgt vielleicht schon täglich eine Entleerung, aber es wird dabei nur ein Teil des Speisebreis ausgeschieden. Es kann so zur Verspätung der Entleerung bis zu mehreren Tagen kommen.

Abb. 15 zeigt die Folgen verzögerter Stuhlentleerung in Prozenten, im Verhältnis zu den Tagen der Verzögerung, wobei mit toxischen Produkten im Darm schon ab 1–2 Tagen Verzögerung zu rechnen ist. Es ist kein Geheimnis, daß nur zeitgerecht entleerter Stuhlgang geruchsarm ist, während jede Verzögerung der Entleerung zu starker bzw. fast unerträglicher Geruchsbelästigung führen kann.

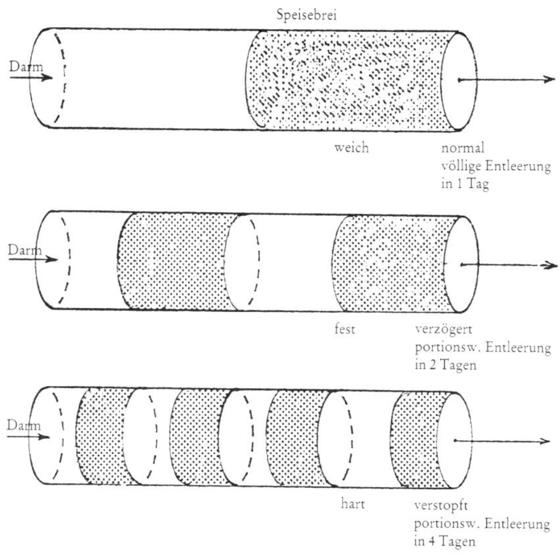

Abb. 14: Schema der Darmentleerung (Stuhlgang) normal und verzögert. Der Speisebrei muß innerhalb eines Tages entleert sein, soll die Gesundheit bewahrt sein oder wiederhergestellt werden.

Es gibt noch einen krasseren Fall von Obstipation, der sogar gleichzeitig Durchfall aufweist. Es handelt sich dabei meist um einen erweiterten, dilatierten Dickdarm, meist im Deszendens- und Sigmoidbereich, der große buchtartige Erweiterungen aufweist, in denen sich der Speisebrei festsetzt und dort tagelang liegen bleibt, während in der Mitte eine durchfallähnliche Beschleunigung herrscht (Abb. 16). In diesen Buchten herrscht ständig Überdruck infolge Gärung, und so bilden sich häufig Divertikel, d.h. Aussackungen (Abb. 17a). Über die Ätiologie (Ursache) von Polypen ist bis heute noch nichts bekannt (Abb. 17b).

Meiner Meinung nach ist – neben der genetischen Veranlagung – ohne Zweifel ein *organischer Vorgang* an der mechanischen Entstehung solcher

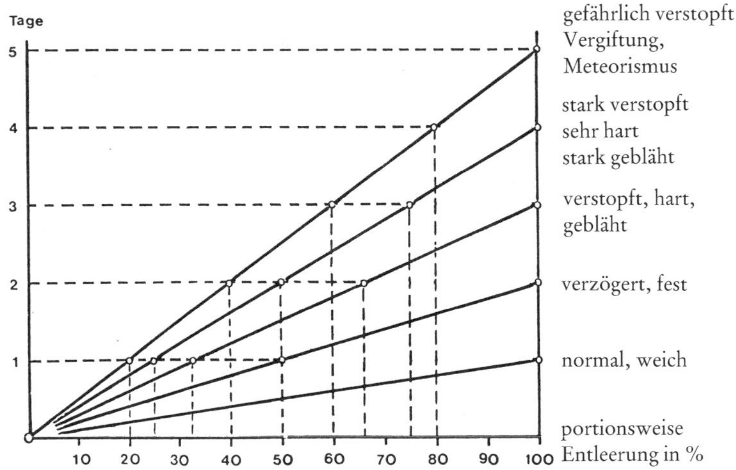

Abb. 15: Die Folgen verzögerter Stuhlentleerung

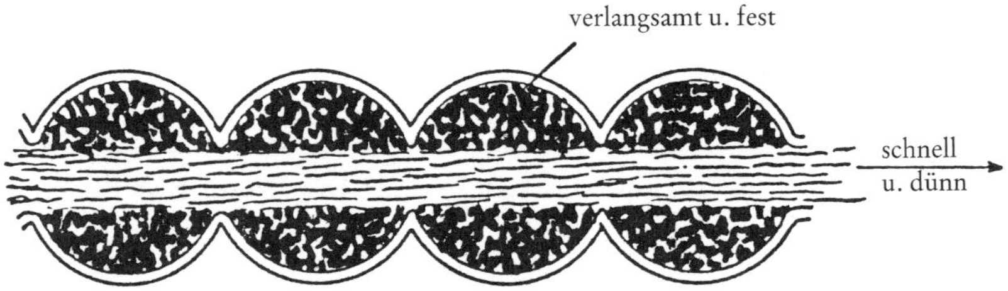

Abb. 16: In den erweiterten Dickdarmbuchten bleibt der Speisebrei tagelang liegen, während in der Mitte durchfallähnliche Beschleunigung herrscht.

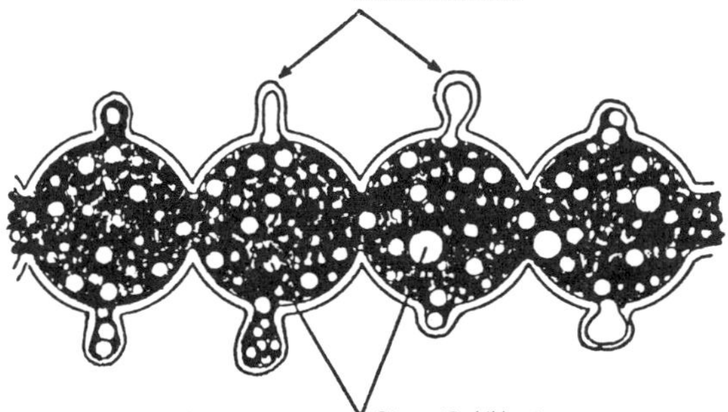

Abb. 17a: Divertikel (Ausstülpungen) des Dickdarms entstehen durch übermäßige Gärung, wobei sich die Darmschleimhaut infolge des Überdruckes durch Muskellücken nach außen vorwölbt, ähnlich wie wir das vom Fahrradschlauch kennen, wenn der Mantel porös wird.

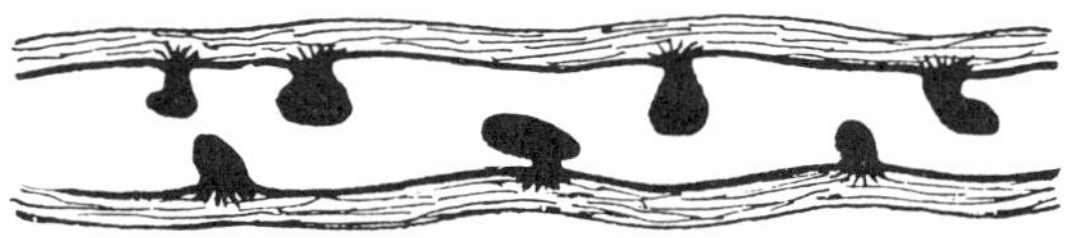

Abb. 17b: Polypen sind genau das Gegenteil von Divertikeln, nämlich Vorstülpungen der Schleimhaut in das Darmlumen, also nach innen. Die Ätiologie (Ursache) des Polypen ist medizinisch nicht bekannt. Es wird eine *familiäre Disposition* vermutet.

Darmpolypen verantwortlich, die darin bestehen könnte, daß an der Stelle, wo sich der Polyp entwickelt, eine *Abflußbehinderung*, d.h. eine Stauung der abführenden Darmgefäße besteht.

Es könnte sich also eine Art Hämorrhoide entwickeln, wobei ich diese Stauung nicht nur dem Venensystem, sondern auch dem Pfortader- und Lymphsystem zuordne. Und von Stauungsvorgängen in den Flüssigkeitssystemen des Körpers bei Krankheiten werde ich noch oft sprechen.

Man kann sich vorstellen, daß eine solche lokale Stauung eine Vorwölbung der Schleimhaut und möglicherweise danach einen Wachstumsreiz auslöst, wodurch bei anhaltendem Stauungszustand über Jahre allmählich ein Polyp entstehen würde.

Neben diesen Veränderungen, die schon gravierend genug sind, fallen am Dickdarm noch Lageanomalien auf, die oft noch weit monströsere Formen aufweisen, als wir das am Dünndarm kennenlernten.

Bis auf ein kleines freies Mittelstück im sogenannten Querdarmbereich ist der Dickdarm, der etwa eine Länge von 1,5 m aufweist, genauso wie der Dünndarm an der Bauchhinterwand angewachsen. Diese Fixation ist nötig, da der Dickdarm sonst beim Stehen herabsacken würde. Das Dickdarmgekröse (Mesokolon) ist zwar ebenfalls beweglich, aber solch monströse Verlagerungen, die man zu sehen bekommt, können nur dadurch zustande kommen, daß das Dickdarmgekröse durch Entzündungen und ständige Überdehnungen verlängert wird. So findet man oft die beiden Dickdarmecken, die sogenannten Flexuren, zu tief oder, falls sie mit Gas gefüllt sind, zu hoch stehend; das Querkolon liegt im Becken, das Sigmoid steigt bis zur Milz auf oder hängt weit herunter, das Aszendens (aufsteigender Dickdarm) oder das Deszendens (absteigender Dickdarm) ist ebenfalls verlagert nach links oder rechts, nach oben oder unten, anstatt

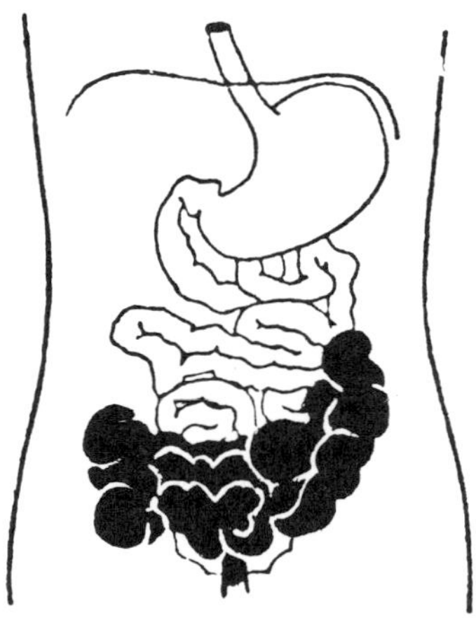

Abb. 18: Dickdarm als Ganzes stark gesenkt.

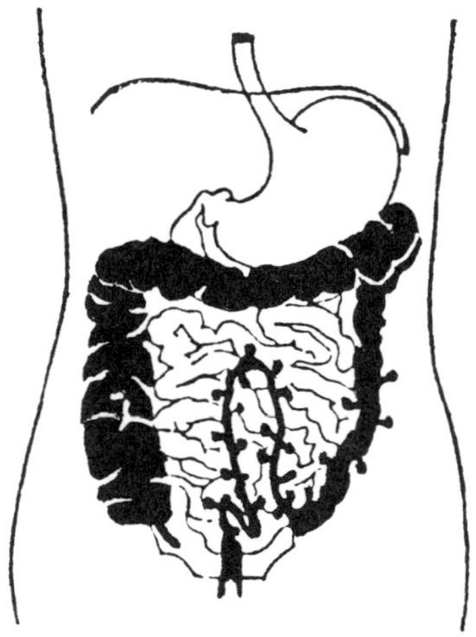

Abb. 19: Dickdarm erweitert bei starker Verkrampfung im Sigmabereich (S-förmiger Dickdarm) und starke Divertikelbildung (Ausstülpungen).

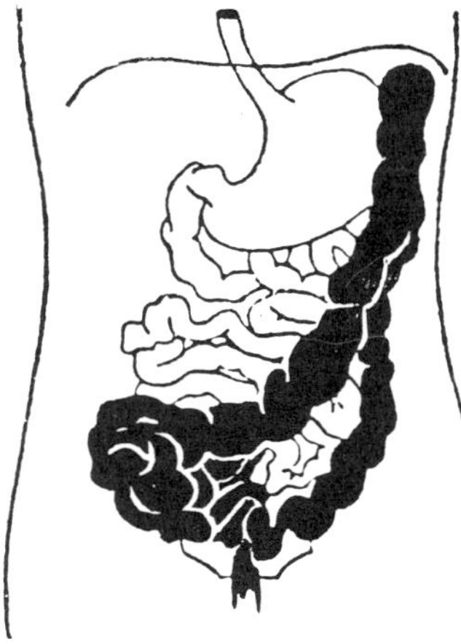

Abb. 20: Aufsteigender Dickdarm gesenkt, absteigender Dickdarm angehoben.

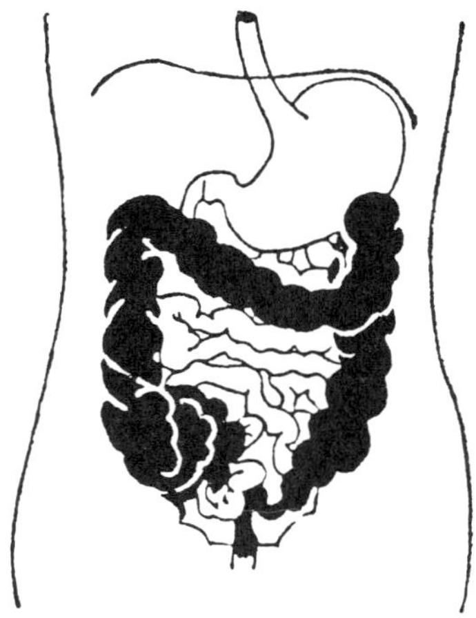

Abb. 21: Aufsteigender Dickdarm (Aszendenz) verlängert und in Schlingen übereinanderliegend, Querkolon verlängert und herabhängend.

sich an ihrer angestammten Stelle zu befinden. Man sollte sich vergegenwärtigen, welche Kräfte einwirken müssen, um derartige Überdehnungen und Verlagerungen zustandekommen zu lassen. Und vor allem muß man bedenken, daß diese Kräfte jahre- oder jahrzehntelang einwirken müssen, um die natürliche Elastizität des Gewebes so zu erschöpfen, daß es sich bei gelegentlicher Überdehnung nicht mehr zusammenziehen und in seine angestammte Lage zurückfinden kann.

Irrtümliche Bewertung

Über die klinischen Zeichen von Verdauungsstörungen: Blähungen, Verstopfung und Durchfall.

Ich möchte jetzt mit einigen *grundsätzlichen Irrtümern* aufräumen, die nicht nur durch die Laienpresse, sondern auch durch die medizinisch-wissenschaftliche Literatur geistern und als Entschuldigungsgrund für Verdauungsstörungen angeführt werden.

1. Blähungen

sollen *nicht* von falscher Kost herrühren, sondern von verschluckter Luft, von innerer Verkrampfung, von kohlensäurehaltigen Getränken, von Enzymmangel u. a.

Ich hoffe, Sie können inzwischen nachvollziehen, daß diese Entschuldigungsgründe falsch sind. Blähungen rühren einzig und allein von falscher Nahrung und der dadurch bedingten krankhaften Veränderung des Magen-Darm-Kanals her und können durch entsprechende therapeutische Korrekturen beseitigt werden!

Übrigens: Ein paar Blähungen, besonders nach dem Essen, sind normal! *Nur:* Sie dürfen nicht schmerzen und müssen abgehen.

2. Verstopfung

ist heute fast zu einer Seuche geworden, allein in der Bundesrepublik Deutschland sollen jährlich vierzig Millionen Packungen Abführmittel verkauft werden. Erst neuerdings wird ballaststoffarme Nahrung und möglicherweise der Mißbrauch von Antibiotika diskutiert.

Ein weiterer Punkt soll die *Unpünktlichkeit* sein. Man müsse den Darm zur Pünktlichkeit erziehen wird immer wieder betont. *Das ist geradezu lachhaft!*

Wenn der Darm nach der Ausheilung und bei vollwertiger Ernährung richtig funktioniert, wundert man sich über sein diszipliniertes aber diktatorisches Entleerungsverlangen, da gilt keine zeitliche oder sonstige Entschuldigung!

Auch ein angeblicher Bewegungsmangel, z. B. zu vieles Sitzen, sowie Streß sind eindeutig *nicht* für die Verstopfung zuständig, selbst wenn es im Urlaub – meist nach anfänglicher Verstopfungszunahme – dann besser klappen sollte. Der Fehler liegt wiederum nur im Zustand des Verdauungskanals und der falschen Nahrung.

3. Durchfall

Daß auch dieser Zustand eindeutig krankhaft ist, geht aus der Beobachtung hervor, die im letzten Jahrzehnt zunehmend in der Medizin gemacht wird: Die schweren Darmerkrankungen

a) Colitis ulcerosa (geschwürige Dickdarmerkrankung)
b) Morbus Crohn (entzündliche Enddarmerkrankung des Dünndarms),

beide mit starkem Durchfall und eventuell Abgang von Blut und Schleim verbunden, haben geradezu „märchenhaft“ zugenommen. Beide Krankheiten rühren nach meinen Untersuchungen *eindeutig* daher, daß der Darm nicht nur lokal, sondern vielmehr im Ganzen erkrankt ist und daß das Krankheitsbild durch Ausheilung des Verdauungstraktes, *beginnend am Magen (!)*, gebessert, vielfach sogar geheilt werden kann. Dies stellt keine leichtfertige Aussage dar, sondern ist durch einige hundert Fälle aus meiner Praxis belegbar. Unsere medizinische Fehldiagnose des Bauchraumes: Von der Nabelkolik und Colon irritabile bis Colitis ulcerosa und Morbus Crohn.

Zusammenfassung

Mit Hilfe verläßlicher Untersuchungsmethoden habe ich über viele Jahre hinweg bei zahlreichen Patienten folgendes feststellen können:

1. Trotz der Tatsache, daß sich Magen und Darmkanal in einem sehr veränderten Zustand befanden, klagten die Patienten so gut wie überhaupt nicht über Befindensstörungen.
2. Unabhängig von der diagnostizierten Krankheit, also z.B. Asthma bronchiale, Herzkrankheit, Lebererkrankung, Migräne, Hypertonie usw., also bei allen chronischen Erkrankungen, war auch das Intestinalrohr mehr oder weniger krankhaft verändert. Wie ist es nun zu verstehen, daß auch bei den meisten dieser Krankheiten das Blut krankhaft verändert vorgefunden wird? Der Speisebrei wird in Magen und Darmkanal zur Resorption vorbereitet, und die Nahrungsbausteine werden über die Pfortader bzw. das Lymphsystem und über das Blutsystem den Organen, d.h. den Zellen zugeführt, wo die Verbrennung stattfindet. Ist der Speisebrei schon im Verdauungskanal krankhaft verändert, muß notgedrungen auch der sich anschließende Stoffwechsel gestört sein. So kommt es also, daß in den meisten chronischen Krankheitsfällen das Blut verändert vorgefunden wird. Ich möchte dies im folgenden erläutern.

Das Blut

Das Blut wurde von jeher als ein ganz besonderer Saft angesehen. Man denke nur an die Blutsbrüderschaften, an Indianer- oder Teufelsgeschichten, wo mit Blut Verträge abgeschlossen wurden. Auch unsere Altvordern maßen dem Blut große Bedeutung zu. Die Ärzte des Mittelalters haben zur „Ader gelassen“ und hatten damit bei den an Völlerei leidenden

Menschen so große Erfolge, daß die Methode übertrieben und auch Unterernährte damit behandelt wurden, was natürlich deren Tod verursachte. Jetzt sind wir in der Lage, durch die Forschungen der letzten Jahre und Jahrzehnte das Blut nach genaueren wissenschaftlichen Kriterien zu definieren.

Der aufmerksam beobachtende Arzt konnte früher nur ahnen, was wir heute exakt messen und analysieren können, – daß Blut eben nicht gleich Blut ist.

Rein vom Aspekt her beobachte ich schon seit Jahrzehnten, daß es zwei Gruppen von Blut gibt:

1. gut oder schlecht fließendes Blut,
2. hell oder dunkel aussehendes Blut.

Aber es war keine Übereinstimmung mit den damals festgestellten Laborbefunden zu erzielen.

Das hat sich in den letzten Jahren/Jahrzehnten geändert. Man kann heute Übereinstimmungen vom Aussehen und gewissen Laborparametern verifizieren, was ich jetzt ausführen möchte. Es ist noch längst nicht alles bekannt, was zweifellos auch nie der Fall sein wird. Aber gewisse wissenschaftliche Grundlagen sind interessant genug, um davon zu berichten. Man kann heute z.B. Inhaltsstoffe, wie weiße oder rote Blutkörperchen, aber auch Thrombozyten (Blutplättchen) zählen. Man kann feststellen, ob das Blut viele oder wenige Eiweißstoffe enthält und ähnliches. Vereinfacht dargestellt ist etwa folgendes bekannt:

- Die Erythrozytenplastizität, d.h. die Verformbarkeit der roten Blutkörperchen, wichtig für die Durchblutung, weil steife Erythrozyten schlecht fließen und nicht bis in die Kapillaren (Haargefäße) vordringen.
- Die Aggregationsneigung der Erythrozyten und Thrombozyten, d.h. die Neigung der roten Blutkörperchen und Blutplättchen, sich zusammenzuballen, was die Durchblutung erschwert und z.B. zur Embolie führen kann.
- Die durch Plastizität und Aggregationsneigung wesentlich beeinflußte Viskosität des Blutes, d.h. die Fließfähigkeit der gesamten Blutsäule, die für die Durchblutung entscheidend wichtig ist.
- Der Venendruck, der im Gegensatz zum Arteriendruck (dem sogenannten Blutdruck) anzeigt, daß neben der Vermehrung der Inhaltsstoffe des Blutes auch noch der Bindegewebsdruck erhöht ist. Erhöh-

ter Bindegewebsdruck zeigt an, daß das „Depotorgan“ Bindegewebe, der sogenannte Venensumpf, überfüllt ist (vergleiche Seite 71, Abb. 36 – Schema des erhöhten Venendruckes). Es sagt zunächst nichts aus über die Qualität der Depotstoffe. Ich darf aber hier feststellen, daß ein erhöhter Venendruck immer krankhaft ist und sozusagen ein Grundübel anzeigt. Ich werde noch darauf eingehen.

- Der Sauerstoffpartialdruck (pO_2), d. h. die Spannung des Sauerstoffes im Blut, und zwar getrennt nach arteriellem und venösem Anteil. Dadurch kann festgestellt werden, ob der Körper mit genügend Sauerstoff versorgt wird, bzw. ob der vorhandene Sauerstoff ausreichend aufgenommen bzw. abgegeben werden kann.

Diese und weitere Parameter geben neben den heute üblichen Laborwerten doch recht genaue Auskunft über den Gesundheitszustand des Patienten und natürlich auch darüber, ob und wie sich der Zustand durch die Therapie beeinflussen läßt.

Hier sei mir ein therapeutischer Hinweis gestattet, den ich später sehr genau definieren werde.

Vielleicht waren unsere Ärzte früher gar nicht so ungeschickt, wie wir uns in unserer unbegreiflichen Arroganz einbilden, denn viele der oben angeführten Blutveränderungen lassen sich durch einen ganz gewöhnlichen Aderlaß erstaunlich günstig beeinflussen.

Wenn ich also im folgenden vom „schlechten Blut“ spreche, so meine ich damit diese und andere noch wenig bekannte Veränderungen des zirkulierenden Blutes, die letztendlich Ausdruck von Veränderungen des gesamten Organismus sind.

Die Pfortader

Wie ausgeführt, werden die im Darm aufgeschlossenen Nahrungsbausteine, z. B. Eiweiß, Zucker, Salze, Fette (kurz- und mittelkettige Fettsäuren), aber auch Wasser usw. über das Pfortadersystem resorbiert. Dieser Weg führt direkt zur Leber. Infolge Überfüllung in diesem System, d. h. infolge Überernährung bzw. Falschernährung kommt es dort häufig zu Stauungen, was sich klinisch in Rückstauungen in die Pfortadergefäße zeigt. Fast jedem Laien ist die Hämorrhoidenkrankheit bekannt, die nichts anderes ist als eine Pfortaderstauung.

Weitere „Umgehungsstraßen“, sogenannte Kollateralen, werden auch bei Leberzirrhose ausgebildet, die sich als Ösophagusvarizen zeigen,

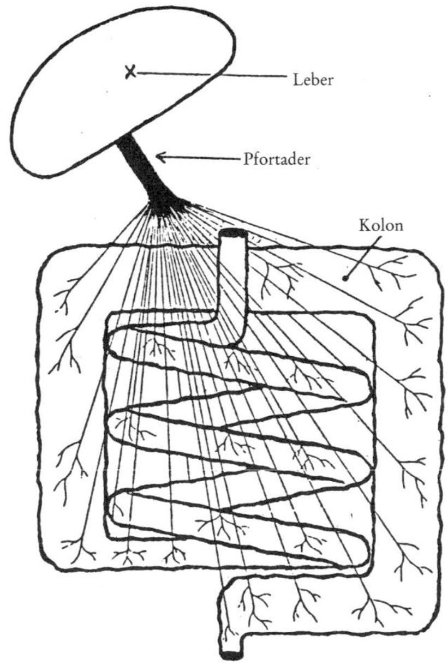

Abb. 22: Die Pfortader (Vena portae) ist ein Blut*rückfluß*system, welches Blut aus dem Darm der Leber zuführt. Das Schema zeigt die Pfortader in Normalfunktion.

d. h. als Krampfadern der Speiseröhre, was zu Blutungen, oft sogar zu tödlichen Blutungen aus den erweiterten und gestauten Speiserohrgefäßen führen kann. Endlich gibt es noch eine weitere Kollaterale, das sogenannte Caput medusae, das Medusenhaupt, welches ebenfalls dadurch entsteht, daß der Abfluß im Pfortaderbereich behindert oder verlegt ist. Das Medusenhaupt zeigt sich in krampfaderartig erweiterten Gefäßen, die auf der Bauchdecke hervortreten und wie die sich schlängelnden Fangarme der Medusa aussehen.

Diese beiden letzten beschriebenen Stauungen des Pfortadersystems, die Krampfadern der Speiseröhre und das Medusenhaupt der Bauchdecke, werden durch Behinderung des Pfortaderabflusses infolge Leberschwellung, Leberverhärtung, hauptsächlich Leberzirrhose, also einer Abflußbehinderung im Flüssigkeitssystem Pfortader hervorgerufen. Man sieht am Extremfall der Leberzirrhose wie ein Abflußsystem auf die Be-

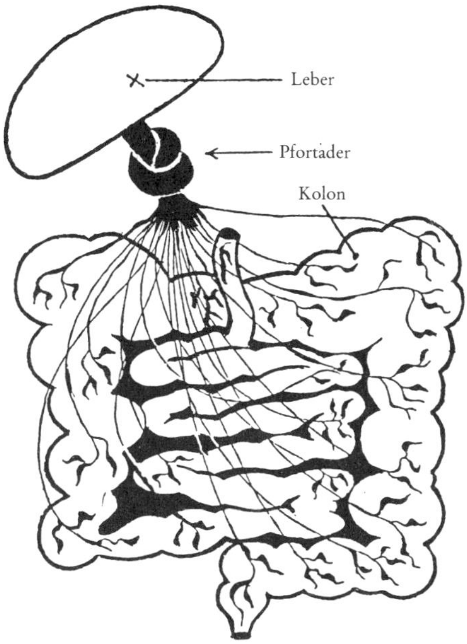

Abb. 23: Der Knoten unter der Leber symbolisiert im gezeigten Schema die Überfüllung der Pfortader, wodurch sich das Blut zurückstaut und Krampfadern des Darmes entstehen, die am Enddarm Hämorrhoiden genannt werden.

hinderung des Abflusses reagiert, wobei man sich ohne Schwierigkeit vorstellen kann, daß dieselben Erscheinungen auftreten, ob das System am Ende gestaut, oder in seinem ganzen Verlauf überfüllt ist.

Das Lymphsystem

Schließlich werden die Nahrungsstoffe noch über das Lymphsystem abtransportiert. Bei diesem Lymphe führenden Gefäßsystem werden wir etwas länger verweilen müssen, weil dieses in der Medizin sehr vernachlässigt wurde. Meine Untersuchungen wollen eine notwendige Ergänzung sein und sollen teilweise als Hypothesen verstanden werden.

Gewisse Nahrungsanteile, hauptsächlich Fette (langkettige Fettsäuren) und Milch, werden von der Darmlymphe dem Hauptlymphstamm im

Bauchraum zugeführt. Ich möchte versuchen, die Funktion des Lymphsystems vereinfacht zu erklären.

Das Lymphsystem ist ein reines Rückfließsystem, welches „lymphpflichtige“ Substanzen abführt.

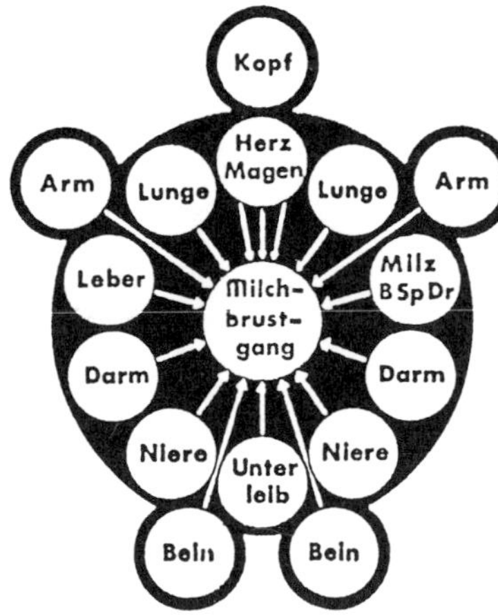

Abb. 24: Dieses Schema soll zeigen, daß von allen Teilen des Körpers Einbahnstraßen (Lymphgefäße) nach dem Zentrum (Ductus thoracicus = Milchbrustgang) führen, welche lymphpflichtige Substanzen abführen und aufbereiten. Die „entgiftete“ Lymphe fließt dann in das Venensystem zurück (vgl. S. 54, Abb. 29). Das Lymphsystem des Körpers gestaut (Abb. 25) und nicht gestaut (Abb. 26).
Das Lymphgefäß-System (Schema)

Ich vergleiche das menschliche Lymphsystem gern mit dem Kanalsystem des Hauses und der Stadt. In diesem Kanalsystem werden Abfallstoffe (lymphpflichtige Substanzen) abtransportiert und der Kläranlage (den Lymphknoten) zugeführt, dort gereinigt und danach dem nächsten Bach oder Fluß (dem Venensystem) zugeleitet. Auf dem Weg durch dieses Gefäßsystem werden die abtransportierten Stoffe in den eingeschalteten „Reinigungsstationen“, den Lymphknoten, aufbereitet, aufgeschlossen und gewissermaßen auch entgiftet und dann dem venösen Blut gereinigt zugeführt. Ist das Angebot an Transportstoffen zu groß, kommt es zunächst zur Vergrößerung der Lymphknoten und endlich, hört der zu große Nachschub von Schadstoffen nicht auf, zur Erweiterung und Stauung im ganzen System. Jeder Mensch kennt das Lymphsystem aus eigener Erfahrung: Liegt z. B. eine Entzündung am Fuß vor, die mit lokaler Schwellung und Rötung einhergeht, so kann ein rötlicher Strang am Bein und eine Schwellung der Drüsen in der Leistengegend auftreten. Dies entspricht genau dem Lymphgefäß und seiner Reinigungsstation, dem

Lymphknoten, der verhindert, daß Giftstoffe ungefiltert ins Blut wandern. Solche Drüsenvergrößerungen gibt es auch im Darmbereich, und zwar immer dann, wenn die zugeführten Nahrungsstoffe falsch aufgeschlossen bzw. falsch zusammengesetzt oder zu üppig verfüttert worden sind. Hält die Überfüllung im Darmtrakt an, so kommt es zur Entzündung und Schwellung des gesamten Lymphsystems, das sich um ein Vielfaches seiner Größe ausweiten kann. Auch dieses Phänomen ist uns Ärzten und leider auch vielen Frauen bekannt. Es tritt nämlich bei Frauen auf, denen wegen eines Brustkrebses die Brust und die ableitenden Lymphgefäße entfernt wurden. Bekanntlich kann nach der Amputation der Arm mehr oder weniger stark anschwellen, abhängig davon, wieviel Lymphgefäße bei der Operation zerstört wurden. Die Lymphe wird weiterhin im peripheren Arm gebildet, aber die Abflußleitung, d.h. die Lymphgefäße, sind im Operationsbereich unterbrochen. So kommt es zu einer Schwellung, zu einem sogenannten kollateralen Ödem, welches riesige Ausmaße annehmen kann.

Ein solches kollaterales Ödem kann man auch im Bauchraum finden, wenn die Kapazität der Darmlymphe überfordert wird. Ich habe dieses Ödem als „Radixödem" beschrieben, weil es im Bereich der Wurzel des Gekröses (Radix mesenterii) sitzt. Von der Radix haben wir bereits gehört, als von dem Dünndarmaufhängeapparat, der sich durch krankhafte Überdehnung verlängern kann, die Rede war.

In dieser Peritonaealduplikatur (Doppelblatt des Bauchfells, siehe (Abb. 25 und 26) laufen die ableitenden Lymphgefäße des Darmes, die sich bei Stauung und Entzündung – wie gesagt – stark vergrößern können. Je nach Größe der Schwellung wölbt sich diese „Geschwulst" in das Darmpaket vor und schiebt die Dünndärme nach seitlich bzw. nach unten oder oben, was aussieht, als drückte eine Faust vom Rücken her in die Dünndarmmasse hinein (Abb. 27 und 28).

Sehr häufig ist damit gleichzeitig eine Abflußbehinderung im Hauptlymphstamm, im sogenannten Ductus thoracicus verbunden, wodurch es zu Rückstauungen im ganzen Lymphbereich kommen kann. Dies ist uns Ärzten allgemein bekannt vom Lymphstauungssymptom, welches bei Kindern, die an Milchüberfütterung leiden, als Lymphknotenkette am seitlichen Hals beschrieben wird. Weniger bekannt ist die Lymphstauung, die sich bei vielen Erwachsenen feststellen läßt; z. B. die Lymphstauung der Beine, im Extremfall der Elephantiasis, d. h. einer elefantenbeinähnlichen Schwellung und als Lymphknotenvergrößerung der weiblichen

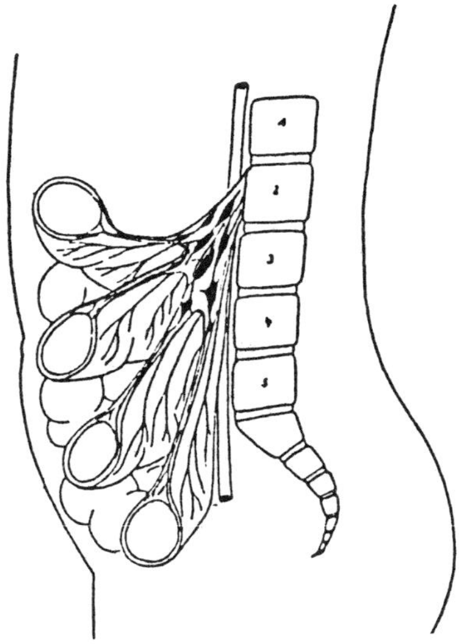

Abb. 25: zeigt den Aufhängeapparat für den Dünndarm im Schema, ähnlich wie Abb. 10, wobei hier jedoch die Darmlymphgefäße zur Darstellung kommen. Abb. 25 zeigt freien Lymphabfluß, also nicht gestaut.

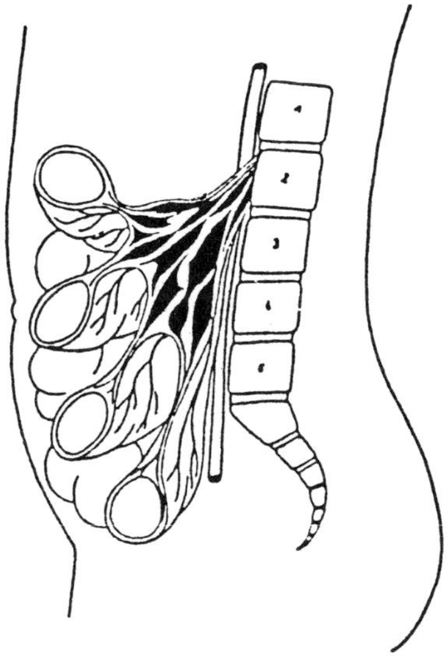

Abb. 26: Darmlymphgefäß gestaut, d.h. behinderter Abfluß im Lymphgefäßsystem.

Brust, die mit Krebs nichts, aber auch gar nichts zu tun hat. Wie aus Abb. 25 und 26 ersichtlich, ist die Wurzel des Mesenteriums an der Wirbelsäule angewachsen. Sie ist häufig geschwollen oder entzündet. Diese Entzündungsvorgänge übertragen sich vielfach auf die Umgebung, hier auf die Wirbelsäule, die dadurch in ihrer Statik verändert wird und so das bekannte Kreuzschmerzsymptom „unbekannter Ursache“ auslöst.

Abb. 27 zeigt im Schema ein kleines Radixödem, eine Schwellung in der Gekröse-Wurzel, wie sie sich röntgenologisch darstellt.

Abb. 28 zeigt ein großes Radixödem, das sich von der Wirbelsäule her wie eine Faust in die mit Röntgenbrei gefüllten Darmschlingen hineinschiebt und den Dünndarm nach oben und unten sowie nach links und nach rechts auseinanderdrückt, so daß hier eine Lücke, d.h. eine von Darmschlingen freie Stelle entsteht (vgl. Seite 88, Abb. 48, 49, 50, 51).

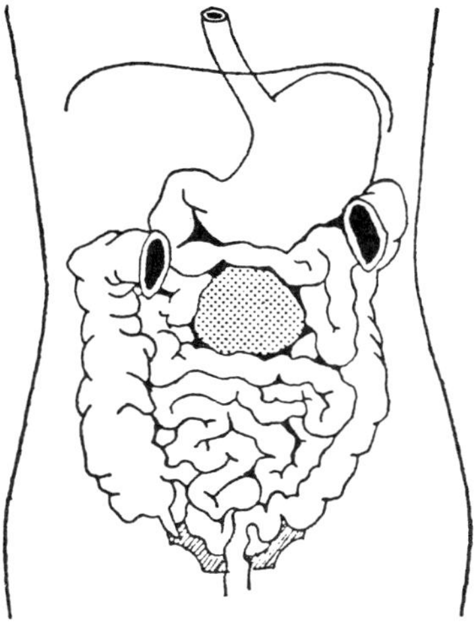

Abb. 27a:

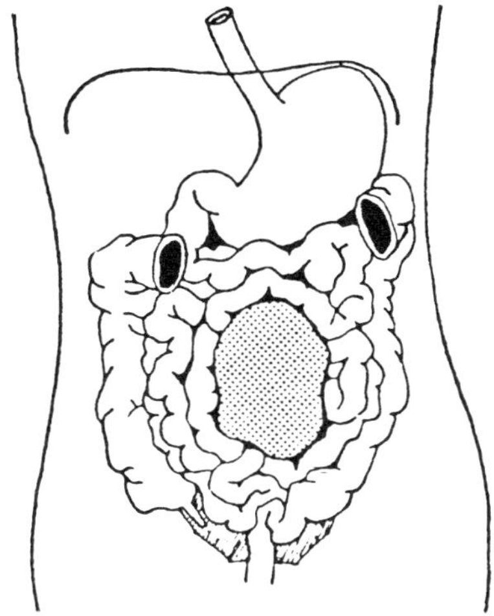

Abb. 28a:

Viele Fälle von „Kreuzschmerzen“ sind also im weitesten Sinne durch eine entzündliche Stauung im Bereich der Darmlymphe hervorgerufen und nicht, wie der Orthopäde meint, durch Plattfüße oder der Gynäkologe, durch Gebärmuttersenkung. Bekanntlich bringen ja auch Plattfußeinlagen oder Senkungsoperationen keinen Dauererfolg. Allerdings trifft es auch gelegentlich zu, daß nach Entstauung der Darmlymphe – übrigens ein sehr schwieriges Kapitel – der Rückenschmerz nicht von allein ver-

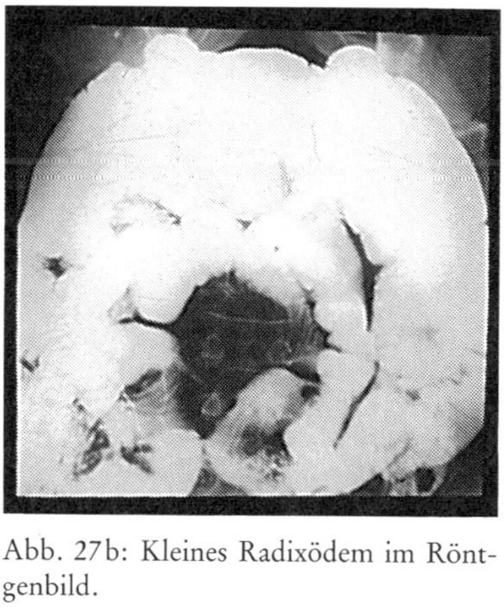

Abb. 27b: Kleines Radixödem im Röntgenbild.

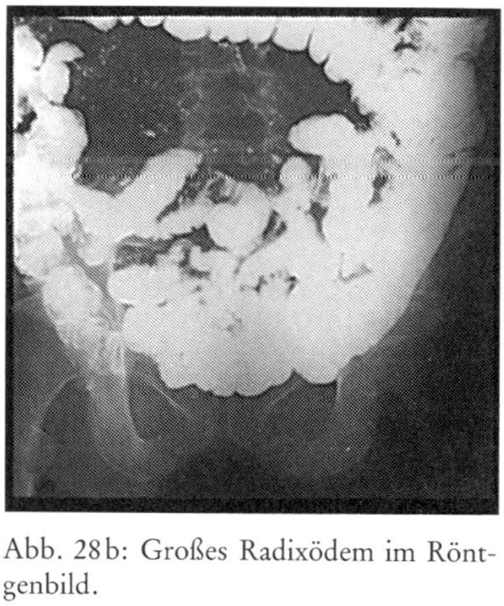

Abb. 28b: Großes Radixödem im Röntgenbild.

schwindet, sondern mit einem therapeutischen „Trick" beseitigt werden muß. Die therapeutische Idee dazu stammt von der Neuraltherapie nach *Huneke*, wobei Reflexzonen behandelt werden: Ich werde später davon berichten.

Daß Schmerzen weiter bestehen können, obwohl die Ursache beseitigt ist, ist ein bekanntes Phänomen, und man erklärt es sich etwa folgendermaßen: Wege, die einmal während langer Krankheitsdauer gebahnt sind, werden leichter benutzt als nicht gebahnte, wie ein Feldweg, dessen eingefräste Furchen einen Radfahrer in der vorgebahnten Richtung lenken. Es ist aber auch denkbar – und das erscheint mir wahrscheinlicher – daß es infolge lang bestehender entzündlicher Spannungen in der Wirbelsäule zu kleinsten Verschiebungen in der Wirbelsäulenstatik kommt, die sich nicht allein reponieren (zurückverlegen). Somit wird ein Druck auf die aus dem Wirbelkanal austretenden Nervenfasern ausgeübt, was den Schmerz verursacht. Solche kleinsten Verschiebungen in der Wirbelsäule sind auch heute noch nicht – weder röntgenologisch noch durch eine andere Methode – erfaßbar. Diese letzte Auffassung vom Kreuzschmerzsymptom würde auch eher der Beobachtung gerecht, daß der Rückenschmerz häufig, sehr häufig mit der angegebenen neuraltherapeutischen Behandlung verschwindet, selbst wenn er jahrelang bestanden hat. Natürlich sind Wiederholungsbehandlungen erforderlich bis der Schmerz ganz wegbleibt, was in zahlreichen Fällen eintritt.

Viele Fälle von akuter Lumbago (Hexenschuß) lassen sich mit der gleichen Methode behandeln und vielfach bessern oder heilen, obwohl hier das chiropraktische Reponieren durch einen erfahrenen Chiropraktiker zusätzlich angezeigt sein kann.

Wir wollen uns noch einmal ins Gedächtnis rufen, daß das Symptom „Kreuzschmerz" häufig letzten Endes ein Lymphsymptom ist; und so wird allmählich die Stellung des Lymphsystems für unsere Gesundheit und unser Befinden immer klarer. Je länger ich als Arzt tätig bin, um so deutlicher wird mir die zentrale Bedeutung des Lymphsystems im gesamten Körpergeschehen, um so besser kann ich erkennen, daß die „Flüsse" im Körper, also Blut, Pfortader und Lymphe für unsere Körperverfassung entscheidend sind. Ich erkenne immer genauer, daß es erhebliche Schwierigkeiten macht, das Lymphsystem zu aktivieren. Ich werde sogleich genauer darauf eingehen.

Daß das Lymphsystem den ganzen Körper umfaßt, sollen die folgenden Schemabilder 29 und 30 zeigen.

Wie schon auf S. 48 (Abb. 24) angedeutet, stellt das Lymphgefäßsystem ein Rückflußsystem dar, welches beim Verdauungsvorgang anfallende Produkte abführt, wobei normalerweise wenigstens 10 % der Stoffwechselrestprodukte *lymphpflichtig* sind, also nur über das Lymphsystem abgeleitet werden können, anderenfalls sie im Zwischengewebe deponiert werden müssen. Es gibt *zwei Komponenten*, die das Lymphsystem überfordern können.

1. Anfall von übergroßen Mengen lymphpflichtiger Substanzen über lange Zeiten (Jahre), die das sehr anpassungsfähige Lymphsystem überfordern (z.B. Kuhmilch und Fettstoffe, besonders tierische Fette), und

2. wenn das einmal gestaute und somit an der Stelle in seiner Fließgeschwindigkeit behinderte Lymphsystem blockiert ist, z. B. im Ductus thoracicus (Milchbrustgang) bzw. in der Gekrösewurzel (Radixödem), staut es sich je nach Anlage zurück in den Körper und veranlaßt dort an genetisch schwach veranlagten Stellen entsprechende Krankheiten. Nach meiner Erfahrung ist das Lymphsystem nur schwer regenerationsfähig, d.h. einmal bestehende Stauungen gehen auch bei strenger Diät nur sehr langsam zurück, wenn überhaupt. Dazu sind – neben der Diät – umfassende therapeutische Maßnahmen erforderlich, die ich noch erklären werde.

Abb. 29 zeigt schematisch die Funktion des nicht gestauten Lymphsystems, während

Abb. 30 die Krankheiten, die möglicherweise durch eine Lymphstauung ausgelöst werden können, andeutet.

In den letzten Jahren ist die Bedeutung des Lymphsystems immer mehr erkannt worden, was besonders auf den Gebieten der Immunologie (der Abwehr) zu einer fast unüberblickbaren Fülle von neuen Forschungsergebnissen geführt hat.

Zunächst wollen wir aber einmal das Lymphsystem in seiner mechanischen Funktion kennenlernen. Es ist bekannt, daß das Lymphgefäßsystem ein Rückfließsystem ist, welches im Milchbrustgang (Ductus thoracicus) sein Sammelgefäß hat, das dann im Venenwinkel in das Venensystem einmündet (Abb. 29). Nicht bekannt und nicht anerkannt ist, daß es Stauungszustände im Lymphsystem gibt, die Krankheiten an Organen

Freier Lymphabfluß in allen Lymphbahnen

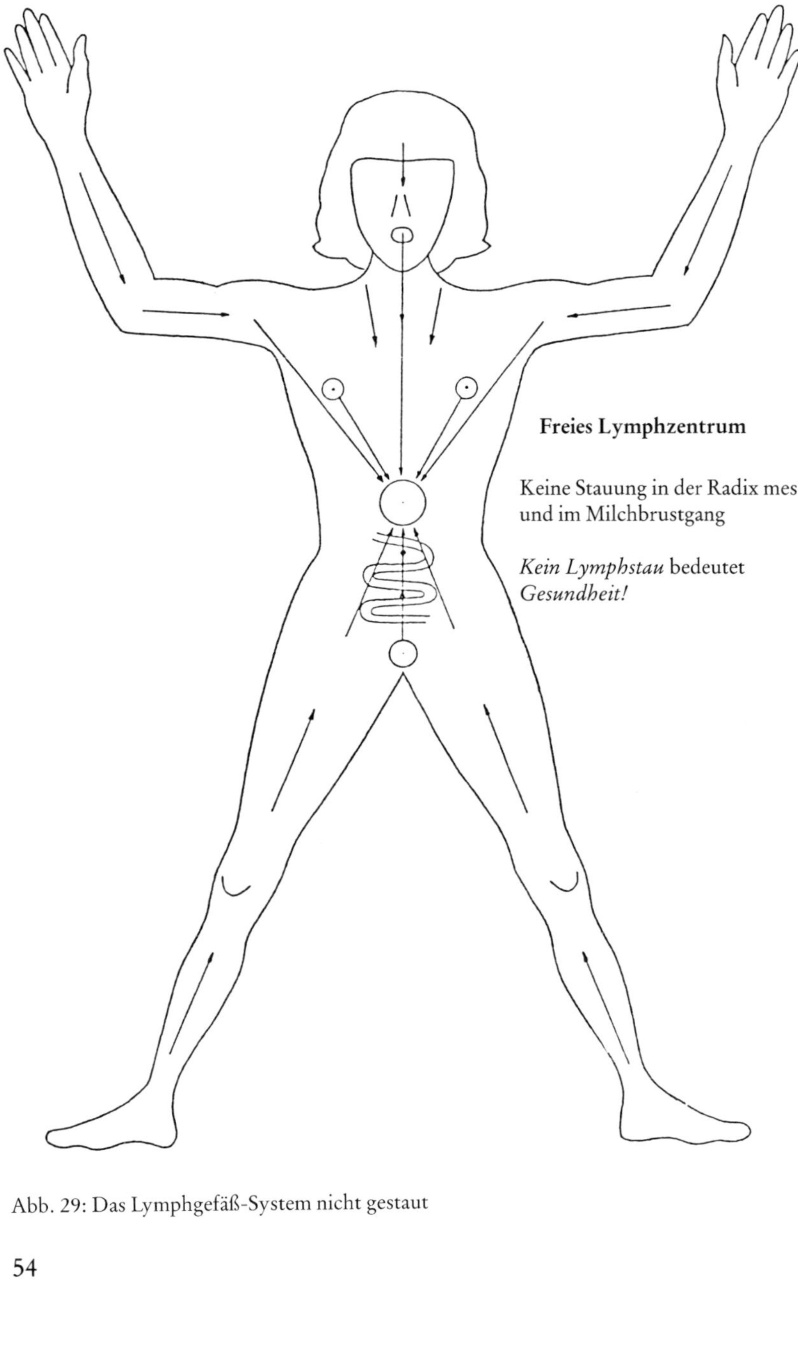

Abb. 29: Das Lymphgefäß-System nicht gestaut

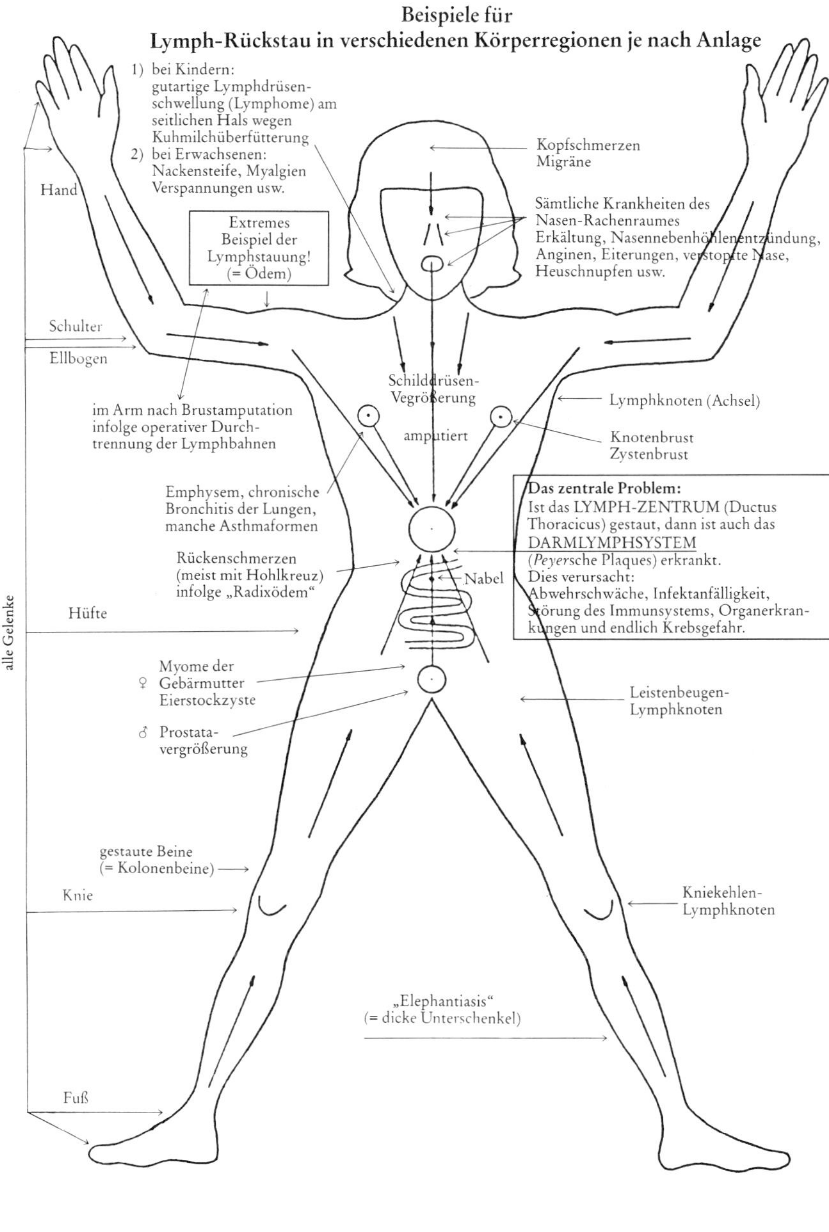

Abb. 30: Das Lymphgefäß-System krankhaft gestaut

und Körpersystemen auslösen, die bisher medizinisch als „unbekannt" gelten. Ich habe versucht, einige dieser Krankheiten in Abb. 30 zur Darstellung zu bringen, wobei die Darstellung nur hypothetischen Charakter trägt und keinen Anspruch auf Endgültigkeit erhebt. Ich habe einige Krankheiten aufgeführt, von denen ich mit großer Wahrscheinlichkeit annehme, daß sie auf Lymphstauung zurückzuführen sind, wenigstens habe ich in vielen Fällen mit der Aktivierung der Lymphe unerwartete Erfolge sehen können.

Die Abwehr, d. h. das Immunsystem stellt sich immer deutlicher als *das* zentrale Regulativ unseres Lebens dar, wobei das Lymphsystem zu 80 % als dem Darm assoziiert gefunden wird (Abb. 31).

Meine Untersuchungen haben ergeben, daß der Darm und damit auch das Darmimmunsystem bei fast allen Organ- und Systemerkrankungen *katastrophal krank* ist. Daraus ergibt sich die *logische Schlußfolgerung,* daß Krankheiten *ursächlich* nur dann richtig behandelt werden, wenn das Lymphsystem, besonders das Darmlymphsystem, richtig diagnostiziert und richtig behandelt wird. Und darum bemühe ich mich seit Jahrzehnten. Ich hoffe, daß ich mit diesen kurzen Erklärungen die umfassende Bedeutung des Lymphsystems einigermaßen verständlich dargestellt habe. Vor einigen Jahren waren viele der heutigen Erkenntnisse noch unbekannt und hätten als Utopie und Phantasie gegolten. Auch heute noch stehen das Lymphsystem, auch das Darmlymphsystem – obwohl vieles bekannt ist – nur als Forschungsergebnis völlig isoliert da und sind in keiner Weise in den Denkprozeß vom Krankheitsablauf integriert.

Daß ich es wage, gänzlich verschiedene Krankheiten, wie z. B. Knotenbrust, Uteruszyste, Prostatavergrößerung und Gelenkrheumatismus, auf ein krankhaft gestautes Lymphsystem – auf *eine* Ursache also – zurückzuführen, wird mir z. Zt. noch nicht viel Sympathie einbringen, aber in ein paar Jahren oder Jahrzehnten wird man das zweifellos erkennen und als selbstverständlich anerkennen. Solche Meinungsänderungen habe ich in der Medizin schon öfter erlebt.

Eine *Unzahl* von Abbauprodukten der Nahrung, von Viren, Bakterien und Parasiten sowie Toxine, Fäulnisprodukte, giftige Düngemittel usw. verläßt ständig pausenlos das Darmlumen und muß in den Ableitungswegen, im darmassoziierten und im nachfolgenden Lymphsystem, entgiftet werden, wobei die gesamten Lymphwege, besonders die mesenterialen Lymphknoten (= das Reinigungsfilter) *gewaltig* anschwellen können. Bei

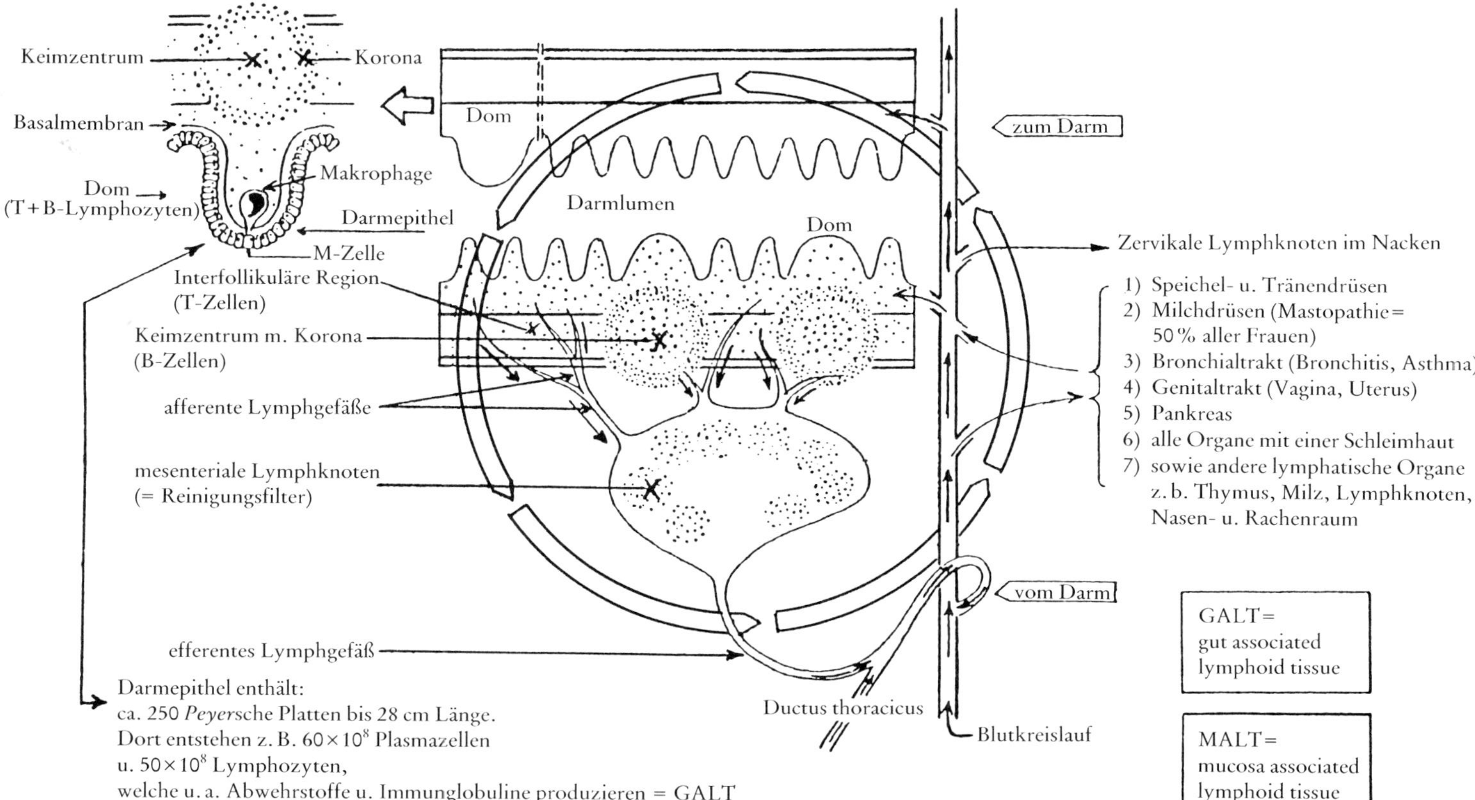

Abb. 31: **Das intestinale Immunsystem (Lymphabwehr)**
Der Vorgang der ungestörten Immunabwehr, wobei das Lymphsystem des Darmes das Zentrum u. die Hauptmasse (80 %) des Immunapparates darstellen. (Vom Darm → zum Darm)

vielen meiner Patienten konnte ich diese „Überfüllung“ der Darmlymphwege als ein sogenanntes „Radixödem“ nachweisen, was bisher nicht bekannt war.

Zusammenfassung

Unser Abwehrsystem wird u.a. durch ein Über- bzw. Falschangebot von Stoffwechselprodukten, die infolge Zufuhr von (zu vielen und) falschen Nahrungsstoffen entstehen, überfordert. Dieser Überforderung versucht es dadurch gerecht zu werden, daß das gesamte Abwehrsystem in seiner Masse vermehrt wird, wodurch die Aktivität gesteigert werden soll. Diese unphysiologische Überbeanspruchung führt langsam zur Erkrankung des Systems und damit zur Verminderung der Infekt- und Intoxikationsabwehr, d.h. zu einer Abwehr*schwächung*. Damit wird der Mensch anfällig gegenüber Umwelt- und Eigen-Giftstoffen, die bei intakter Immunabwehr unproblematisch verarbeitet werden können. Auch die Abwehr stellt also einen „Kreislauf“ dar, wobei praktisch jeder Teil des Körpers mit jedem anderen über das Lymphsystem bzw. über Blutkörperchen (Lymphozyten) im Blutkreislauf verbunden ist. Eine wahrhaft perfekte Abwehr.

Ich sage „perfekte Abwehr“, solange sie funktioniert. Aber leider wird dieser Zustand durch unsere heutige Lebensweise häufig gestört. Diese Störung ist nach meiner Erfahrung hauptsächlich alimentär, also durch *falsche* Essensweise, bedingt. Und davon ist hier die Rede.

Das Eiweißdepot

Ich möchte jetzt noch einige Ausführungen zum Eiweißproblem machen. Als Student habe ich gelernt, daß es ein Eiweißproblem nur dann gibt, wenn man unter der empfohlenen Minimalmenge konsumiere, zuviel könne es nicht sein. Man sprach von der „Eiweiß-Luxus-Komposition“, d.h. ein Zuviel an Eiweiß würde ausgeschieden, ein Eiweißdepot gäbe es nicht.

Ganz so eindeutig ist diese Aussage heute nicht mehr. Es gibt inzwischen Wissenschaftler, die ganz allgemein ein „Zuviel“ an tierischem Eiweiß nicht mehr billigen, aber von einem Eiweißdepot ist nicht eindeutig die Rede. Deshalb hier die Frage:

Gibt es ein Eiweißdepot?

Kann der Körper mit beliebig viel Eiweiß gefüttert werden, und werden etwaige Eiweißüberschüsse mit der Luxusverbrennung ausgeschieden, ohne daß ein Schaden entsteht? Oder werden Eiweißstoffe, die zuviel angeboten werden, etwa doch irgendwo abgelagert oder erzeugen sie irgendwelche Störungen? Ist es heute noch zu verantworten, daß z. B. bei der Zuckerkrankheit den Patienten Mengen tierischen Eiweißes empfohlen wird, weil man nicht weiß, wie man sie kalorisch ausreichend ernähren soll?

Der Diabetes ist bekanntlich eine Störung des Kohlenhydratstoffwechsels, bei der Zuckerstoffe in der heute üblichen Form, als raffinierte Kohlenhydrate (Brötchen – Weißbrot – Weißmehlnudeln, polierter Reis) und natürlich auch Zucker, der sogenannte Fabrikzucker, von Ballaststoffen befreit, nicht verwertet werden können. Sind etwa auch andere Störungen und Krankheiten, von denen man zwar das anatomische Substrat kennt, aber nicht weiß, woher sie kommen, wie etwa die Gefäßsklerose, d. h. die Verkalkung der Gefäßwände, auch auf Eiweißüberernährung zurückzuführen, da alle diesbezüglichen Hypothesen, auch die Fetthypothese (!), sich bisher als unhaltbar erwiesen haben? Wären etwa auch die Zerebralsklerose (Hirnverkalkung), die Herzkranzgefäßverkalkung, Durchblutungsstörungen der peripheren Arterien, die arteriosklerotisch bedingte Erblindung der Augen, die Emphysem-Bronchitis der alten Leute, die nichtalkoholische Leberzirrhose, der Altersdiabetes und viele, viele andere, wären all diese Krankheiten, deren Ätiologie heute medizinisch als unbekannt gilt (Lehrbuch: „Ätiologie nicht bzw. nicht völlig geklärt“) etwa auch ein Eiweißproblem oder wenigstens mitursächlich ein Eiweißproblem?

Endlich kommt der wissenschaftliche Lichtblick in bezug auf das Eiweißproblem, der uns von Prof. *Lothar Wendt,* Frankfurt, geliefert wird: Dieser praktisch tätige Arzt und Forscher hat sich sein Leben lang mit dem Eiweißstoffwechsel befaßt und kommt zu folgender Erkenntnis:

„Es gibt ein Eiweißdepot im Körper, genau wie es ein Fettdepot (Fettzellen) gibt, nur ist es bis heute verkannt worden. Es befindet sich in den Gefäßen, in den Haargefäßen, in den sogenannten Basalmembranen und verdickt allmählich das Kapillarrohr. Und später bei anhaltender Eiweißüberfütterung verdicken alle Gefäßwände sowie auch das dahinterliegende *interstitielle* Bindegewebe, so daß sich der gesamte Stoffaustausch mehr und mehr verlangsamt und die Organzellen einerseits immer schlechter versorgt, andererseits auch immer schlechter entgiftet werden. Darüber hinaus verdickt sich durch die anhaltende Eiweißüberernährung die Außenmembran der Zellen selbst mehr und mehr. Es tritt also das ein, was wir – auch schulmedizinisch – heute immer deutlicher als Hauptkrankheitsursache erkannt haben:

Die Mikrozirkulation, d.h. der sogenannte innere Kreislauf, also die Ver- und Entsorgung der Zelle, wird gestört (Abb. 32)."

Abb. 32 zeigt im Schema wie man sich den Stoffwechselaustausch zwischen Blut und Zelle vorstellen muß. Die Nährstoffe (und natürlich auch der Sauerstoff) kommen in den roten Blutkörperchen, die als Transportvehikel dienen, an, verlassen das arterielle Haargefäß und diffundieren durch das Bindegewebe zur Zelle. Dort findet die Verbrennung statt, und die Stoffwechselrestprodukte (Schlacken) werden über den venösen Schenkel der Blutbahn und über das Lymphsystem abtransportiert. Dieser Vorgang wird auch als *Mikrozirkulation* oder als *innerer Kreislauf* bezeichnet.

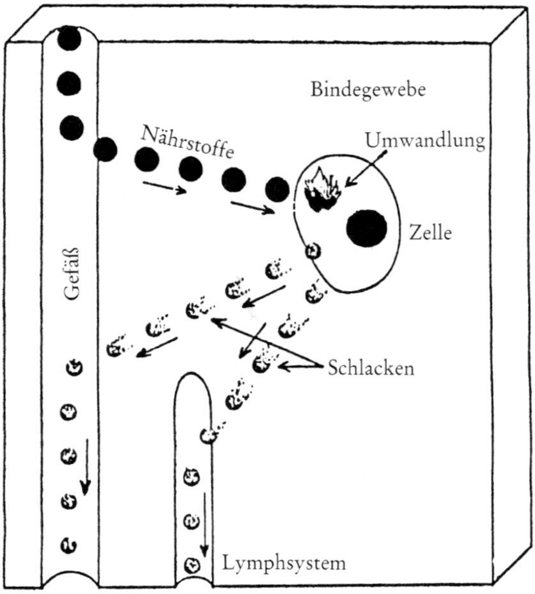

Abb. 32: Innerer Kreislauf

Die (noch) als Hypothese geltende Eiweißtheorie von *Lothar Wendt* brächte die Medizin einen *Riesenschritt* im Verständnis der Entstehung von chronischen Krankheiten voran. Sie wird von mir weitgehend akzeptiert und ich lege sie meinem medizinischen Handeln zugrunde.

Damit wäre also die Frage, ob es ein Eiweißdepot gibt, eindeutig mit Ja beantwortet.

Würde man die *Wendt*-Hypothese endlich praktisch und experimentell überprüfen, müßte man keine Hilfstheorien, z.B die Lipidtheorie mehr für die Entstehung von Gefäßsklerosen heranziehen und Jahr für Jahr immer wieder zum gleichen Schluß kommen, daß die Überlegungen einfach nicht stimmen.

Dabei sind die Ausführungen von *Lothar Wendt* einfach, überzeugend und logisch. *Wendt* hat in seinen wissenschaftlichen Büchern dargelegt, daß sich bei chronischen Krankheiten die Gefäßwände zunehmend verdicken, wobei sich z.B. die Basalmembran um das Zehnfache verdicken kann, was übrigens neuerdings auch in anderen wissenschaftlichen Forschungsberichten festgestellt wird. Nur *Lothar Wendt* bezieht diese Krankheit eindeutig auf den Eiweißstoffwechsel, während von anderen Autoren nur die Tatsache der Verdickung der Basalmembran festgestellt wird.

Das Endprodukt des Eiweißabbaus ist u.a. die Harnsäure, die bei Laborkontrollen heute häufig bei 8–10 mg% gefunden wird (Höchstgrenze heute anerkannt bis 7,5 mg%), während noch 1964 nur 2–4 mg% als Höchstgrenze toleriert wurde, und die Werte tatsächlich damals viel niedriger lagen als heute. Wenn man dazu in Beziehung setzt, daß kurz nach dem Krieg noch nicht so viel Fleisch gegessen wurde, aber parallel dazu heute die Gefäßerkrankungen ganz erheblich zugenommen haben, wenn man sieht, wie Gefäßverkalkungsleiden durch Diätvorschriften, d.h. durch Entzug von tierischem Eiweiß, gesteuert werden können, zweifelt man nicht daran, daß die Eiweißtheorie von *Wendt* Tatsache ist.

Die Konsequenzen aus den bisherigen Überlegungen in bezug auf diagnostische und therapeutische Belange

Ich hoffe, in meinen Ausführungen das Verständnis der Leser dafür gewonnen zu haben, daß es beim Menschen selten eine einzige Ursache gibt, die unseren Körper krank macht. Unser Auto bleibt stehen, wenn Diesel statt Benzin getankt wird, aber unsere lebende Körpermaschine geht auch weiter, wenn total falsch „getankt“ wird. Sie wird langsam, *aber unaufhaltsam* krank! Wenn vielleicht auch erst in Jahrzehnten! Wir rätselraten darüber, und finden wir keinen eindeutigen bösen Feind, sagen wir „aus unbekannter Ursache“, aber denken nicht nach, wie unser Leben eigentlich gestaltet sein sollte.

Physiologie und Biologie sind heute leider nur theoretische Wissenschaften, die kaum noch Beziehung zu unserem Leben haben. Also meine ich: Im Gegensatz zur technischen Maschine müssen es immer viele verschiedene Fehler sein, die unseren lebenden Körper krank machen. So auch das Eiweißproblem! Es existiert nicht allein, aber es kommt verstärkend hinzu. Ich habe in meinem Leben gelernt, daß man die Dinge umfassend sehen muß!

Wenn alle Funktionen unseres Körpers, also auch die des Verdauungskanals, die ich als „katastrophal krank“ beschrieben habe, in Ordnung wären, könnten wir zweifellos eine gewisse Menge tierischen Eiweißes verkraften, wenn auch nicht gerade, wie heute üblich, die vielleicht zehnfache Menge als vor hundert Jahren.

Um es noch einmal deutlich und ein wenig überspitzt auszudrücken: Krankheiten sind nicht *allein* eine Frage der Kohlenhydrat-, Fett- oder Eiweißversorgung, des Vitamin- und Mineralstoffhaushaltes, sie sind nicht *allein* abhängig von der guten Luft oder der Luftverschmutzung, sie sind nicht *allein* zu beeinflussen durch Relaxen oder durch Jogging, sie sind nicht *allein* abhängig von unserer Veranlagung (Gen-bedingt) oder unserer Lebensweise, sie sind nicht *allein* gesteuert von unserer physischen oder *allein* von unserer psychischen Verfassung.

Krankheiten treten nur auf, wenn eine Fülle von Ursachen zusammenkommt, sonst wäre die Menschheit wahrscheinlich schon längst ausgestorben.

Aber eines erscheint mir unabdingbar wichtig:

- Mein Auto fährt nicht ohne Treibstoff und mein Körper funktioniert nicht ohne Nahrung! Und die Lebensdauer und Lebensqualität hängt davon ab, was die jeweilige Verbrennungsmaschine daraus macht. Früher lebte der technische Motor vielleicht 20000 km mit vielen Störungen, heute schafft er 200000 km ohne viele Zwischen-„Krankheiten“. Ähnliches sollte doch auch mit dem lebenden Motor Mensch möglich sein.

So möchte ich mich verstanden wissen, wenn ich feststelle, daß unser Verdauungskanal, wo die Verbrennung beginnt, für unser Leben von entscheidender Bedeutung ist, sich jedoch, wie meine Untersuchungen gezeigt haben, in einem katastrophal schlechten Zustand befindet.

Aus mir unbegreiflichen Gründen nimmt die Medizin auch heute noch kaum Notiz davon, aber sie stellt ungläubig und staunend fest, daß die krankhaften Laborbefunde, also das Resultat der Verdauung, immer gefährlicher krank gefunden werden.

Die Lehrmedizin, die gegenüber andersdenkenden Ärzten nicht allzu zimperlich ist, zeigt sich hier von einer unrealistischen Toleranz:

Am „Kochtopf“ wird nicht gerührt – und sei der dort fabrizierte „Mist“ noch so groß!

Hat sie tatsächlich alle einmal erarbeiteten Erkenntnisse über Physiologie und Biologie vergessen? Als biologisch denkender Arzt, der ich diese Disziplinen auf der Universität gelernt habe, kann ich dem nicht folgen!

Ich bin mir dessen bewußt, daß ich nicht alle Menschen überzeugen kann, aber ich weiß aus vielfältiger Erfahrung, daß sich wahrhaft interessierte Menschen gerne überzeugen lassen, wenn sie die Zusammenhänge verstehen.

Ich sagte oben, daß ich in über vierzigjähriger ärztlicher Tätigkeit gelernt habe, die Dinge umfassend zu sehen. Deshalb bezieht sich meine Diagnose keineswegs auch *nur* auf den Verdauungstrakt oder *nur* auf die Eiweißtheorie oder *nur* auf krankhafte Labor- bzw. sonstige Meßwerte. Der Mensch ist ein Ganzes und funktioniert nur richtig, wenn alles stimmt. Sonst „hinkt“ er eben, mal da, mal dort, je nach genetischer Veranlagung.

„Der Mensch ist das, was er ißt“

Der Nestor der deutschen Arbeits- und Sozialmedizin, der Heidelberger Physiologe *Hans Schaefer* drückt dies anspruchsvoller aus.

- „Unsere Lebenserwartung hängt ab von unserer Lebensführung. Lebenserwartung ist hier im weitesten Wortsinn gemeint, bedeutet also nicht nur Dauer, sondern auch Qualität des Lebens: Es kommt schließlich nicht nur darauf an, wie *alt* man wird, sondern *wie* man alt wird.“

Leider ist mit Diät allein in vielen Fällen therapeutisch kaum etwas zu erreichen. Die Dinge sind ein bißchen komplizierter.

Ich möchte nur kurz andeuten, daß bei chronisch krankem Verdauungskanal eine *abrupt einsetzende* richtige, d.h. eine aus viel „Rohem" (z.B. rohes Gemüse, Salat, Vollkornprodukte usw.) bestehende Nahrung eher schlecht vertragen werden kann, daß es dabei also zu Verschlimmerungen von etwa vorhandenen Verdauungsstörungen kommen kann. Daß also eine paradoxe Schlußfolgerung

„Ungesundes wird gut, Gesundes wird schlecht vertragen"

nur scheinbar richtig erscheint, obwohl dies auf Dauer natürlich völlig falsch ist. Mit ungesunder Nahrung wird der Mensch auf Dauer krank. Daß er heute eine gesunde Nahrung nicht vertragen kann, ist eine andere Sache.

Ich möchte jetzt kurz darstellen, welche therapeutischen Maßnahmen neben der Diät erforderlich sind, um Heilungen oder doch Beschwerdefreiheit bei chronischen Krankheitsfällen anzustreben. Ich sprach schon davon, daß die Fließgeschwindigkeit der Körperflüsse (Blut, Lymphe, Pfortader) entscheidende Bedeutung für die Mikrozirkulation, für unsere Zellversorgung also und damit für unser Wohlbefinden hat. Die Forschungen der letzten Jahre lassen immer deutlicher erkennen, daß es viele Parameter (diagnostische Befunde) gibt, die uns das immer eindeutiger zeigen.

- Unsere Überlegungen müssen dahin gehen, die Fließfähigkeit der Blutsäule zu verbessern und das Blut selbst zu entgiften.

Im Mittelpunkt der Verbrennungsvorgänge in der Zelle steht der sogenannte Zitronensäurezyklus (entdeckt von *H. A. Krebs,* einem Deutschen, der nach Oxford, England, emigrierte und den Nobelpreis 1954 erhielt), in dem alle zugeführten Stoffe, also Eiweiße, Fette und Kohlenhydrate in körpereigene Stoffe umgebaut werden (Abb. 33). Erst mit Hilfe dieser Umsetzung ist Leben möglich, vergleichbar der Kohle, die auch erst Wärme liefert, wenn die Verbrennung im Ofen in Gang kommt.

Eiweiße, Fette und Kohlenhydrate müssen, um uns Kraft und Energie zu liefern, in körpereigene Stoffe umgebaut werden, was nach den Erkenntnissen des Forschers *H. A. Krebs* im obigen Schema dargestellt ist. Als erstes Zwischenprodukt entsteht hierbei die Zitronensäure (daher der Name). Der Abbau erfolgt 1. zu Kohlendioxid (CO_2), welches abgeatmet wird und 2. zu Wasser (H_2O), das ebenfalls ausgeschieden wird. Bei diesem Verbrennungsvorgang entsteht über die sogenannte Atmungskette Energie, die uns die Kraft zum Leben gibt.

Ist die Verbrennung im Ofen schlecht, gibt es viel Rauch und viele Schlacken, aber wenig Wärme. Durch Zuführung von Sauerstoff mit Hilfe des Blasebalgs kann ein schlecht brennender Ofen in Gang gebracht werden.

Wir müssen Möglichkeiten suchen, den Verbrennungsvorgang im Zitronensäurezyklus auf ähnliche Weise anzuregen, da er bei vielen chronischen Krankheiten stark gehemmt ist (vgl. Seite 60, Abb. 32, Innerer Kreislauf).

Wichtig ist, über diesen Stoffwechselvorgang folgendes zu wissen: Eines der ersten Umsetzungsprodukte, das beim Abbau von Eiweiß, Fett und Kohlenhydrat entsteht, ist die Zitronensäure (daher der Name des Zyklus), die dann durch weitere Um- und Ab- sowie Aufbauvorgänge letzten Endes Energie (Wärme) liefert. Wenn es uns gelingt, in diesen Verbrennungsvorgang einzugreifen, können die bei Krankheiten, besonders bei chronischen Krankheiten, gehemmten Stoffwechselvorgänge beschleunigt und damit die Energieumsetzung angeregt werden. Energieproduktion aber bedeutet Leben.

Nun gibt es jedoch eine Reihe von Stoffen, die diese Vorgänge bremsen und stören. Darüber ist noch nicht alles bekannt, aber man weiß heute, daß ein Teil der Energiehemmer angeliefert wird, ein Teil infolge Störungen im Zitratkreislauf erst dort entsteht. Die häufig hierbei entstehenden Restprodukte (z. B. Radikale) sind ein großes Hemmnis für die Lieferung von Energie und stellen medizinisch ein noch unbewältigtes Problem dar. Es gibt aber einen Stoff, von dem man weiß, daß er in diesem krankhaft gehemmten Verbrennungsvorgang aktivierend eingreifen kann. Nämlich den Sauerstoff.

Trotzdem hat sich die orthodoxe Medizin bis heute damit nur am Rande befaßt. Jedoch gibt es eine Reihe von Untersuchungen aus Hochschul-Instituten, die mit dem Sauerstoff in seinen verschiedenen Formen experimentiert und eindeutige, durch Sauerstoff bedingte Verbesserungen im Zitronensäurezyklus nachgewiesen haben. Wichtige Arbeiten reichen von neuester Zeit bis ins Jahr 1935 zurück (z. B. *Albers, Payr* und *Zilliken*), und sie zeigen, daß der Einsatz von Sauerstoff in verschiedener Wertigkeit im Zitronensäurekreislauf eine erhebliche Beschleunigung der Verbrennung hervorruft. Es gibt eine Reihe von Ärzten, die sich dieses

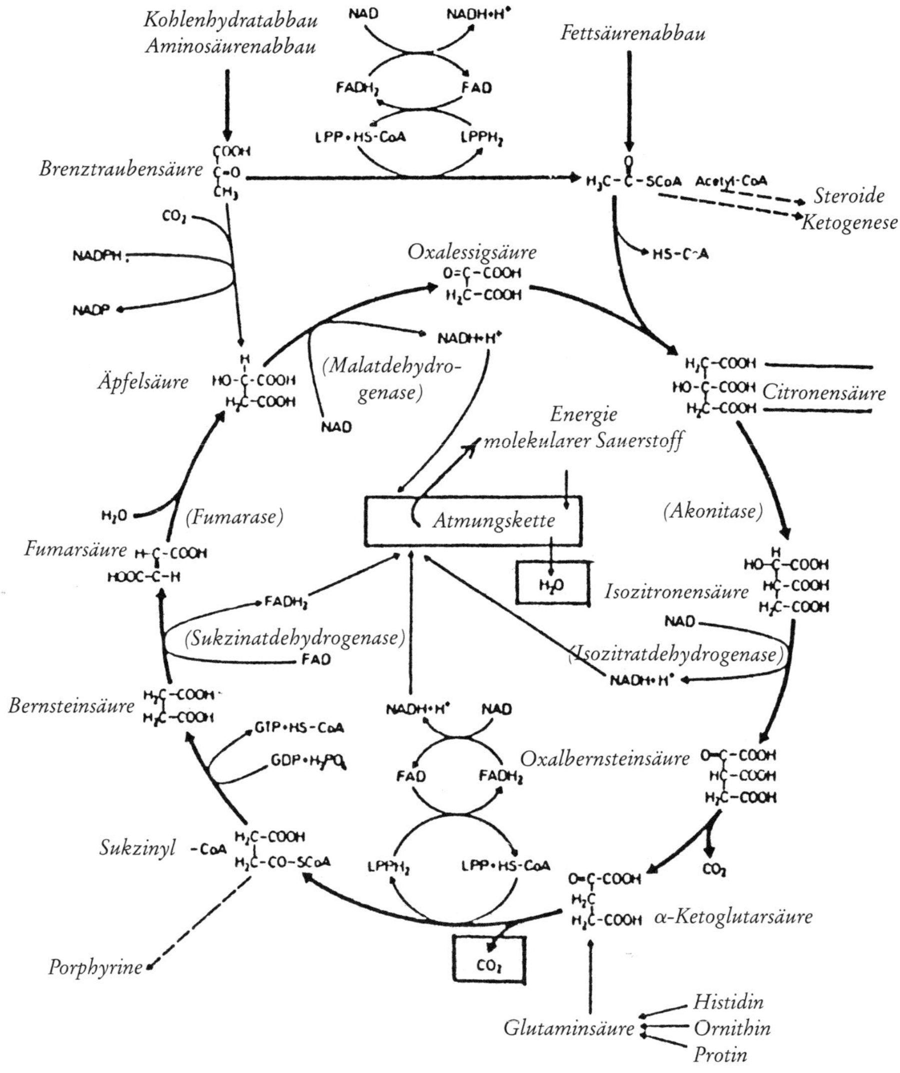

(Anmerkung: Die Karbonsäuren sind vereinfacht in der undissoziierten Form dargestellt worden, während sie bei physiologischen pH-Werten in Ionenform vorliegen)

Abb. 33: Zitronensäurezyklus: syn. Trikarbonsäurezyklus nach *H. A. Krebs*

Wissen zunutze machen und Sauerstoff in hochwirksamer Form bei ihren Patienten einsetzen.

Abb. 34 zeigt die Zellverbrennung genau wie Abb. 33 im Schema, wobei hier, symbolisch dargestellt, Sauerstoff in verschiedener Form und Wertigkeit den Verbrennungsvorgang anregt und damit mehr Energie erzeugt bzw. krankhaft gehemmte Energieerzeugung normalisiert wird.
Mit dem *natürlichsten Stoff der Welt,* dem Sauerstoff, wird das in Gang gebracht, was heute in der Medizin als die wichtigste Grundfunktion des menschlichen Lebens anerkannt wird:

Die Mikrozirkulation, d.h. die Zellver- und -entsorgung, der Stoffaustausch zwischen Zelle und Blut, ist der wichtigste Faktor in unserem Leben.

Diese Funktion wird mit der Sauerstoffbehandlung auf absolut natürliche Weise angeregt und normalisiert. Normalisiert heißt nicht unnatürlich oder schädigend gesteigert.

Ich glaube, es ist verständlich, daß derartige Anregungen mehrfach wiederholt werden müssen, wenn eine krankhaft gehemmte Funktion

Schema des Zitronensäurezyklus

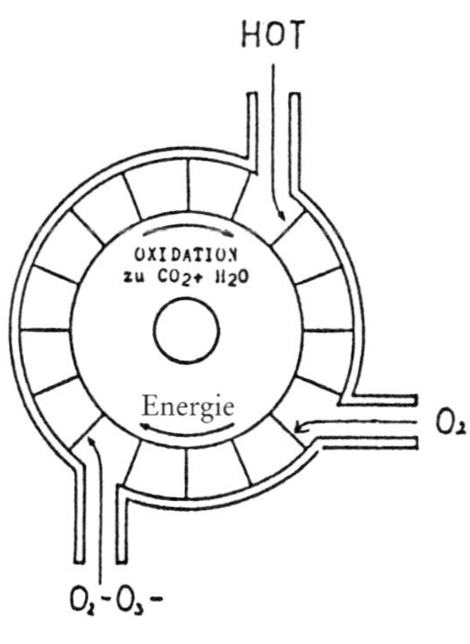

Abb. 34: Zelle, dargestellt durch Turbine (Energieerzeugung)

durch eine derartige therapeutische Maßnahme angegangen wird. Außerdem müssen noch andere Hilfsmittel, d. h. *natürliche Hilfsmittel* mit herangezogen werden, um eine krankhafte Blockade langsam in Gang zu bringen und den Körper allmählich auf seine natürliche eigene Funktion zu trainieren. Es ist daher wohl ohne Schwierigkeit zu begreifen, daß derartige Behandlungen mit Sauerstoff in seiner verschiedenen Wertigkeit *mehrfach* eingesetzt werden müssen. Für die durchschnittlichen chronisch kranken Patienten hat sich eine Zahl von zehn bis zwanzig Behandlungen, etwa ein- bis zweimal pro Woche, als zweckmäßig erwiesen, wobei Abweichungen im Individualfall, also etwa täglich, z. B. bei infarktgefährdeten Patienten, durchaus nötig sein können.

Aus Abb. 34 geht hervor, daß ich je nach Krankheitsfall Sauerstoff in seinen verschiedenen Formen (z. B. HOT, O_2–O_3-Mischung bzw. O_2) einsetze, der dann seinen aktivierenden Einfluß an verschiedenen Stellen im Zitronensäurezyklus ausübt. Ich habe dieses Vorgehen natürlich auch lernen müssen. Erst im Laufe der Jahrzehnte haben sich diagnostische und therapeutische Kriterien ergeben, an denen ich einerseits ablesen kann, welche Therapie die zweckmäßigste ist und andererseits, welche diagnostische Kontrollen den Erfolg am besten verifizieren. Ich bekenne nachdrücklich, daß bei allen objektiven Möglichkeiten, die es heute gibt, ich mich häufig nach den subjektiven Angaben der Patienten richte, weil ich unser Befinden für einen der wichtigsten Maßstäbe halte.

Ich möchte meinem Erstaunen Ausdruck geben, daß die beschriebene Methode nicht mehr verbreitet ist. Sie ist ja für den theoretischen Wissenschaftler genauso wie für den praktisch tätigen Arzt logisch verständlich und nachvollziehbar, sowohl theoretisch als auch praktisch.

Bei meinen Untersuchungen, besonders bei den diagnostischen Blutentnahmen zur Blutanalyse, ist mir schon vor Jahrzehnten aufgefallen, daß venöses Blut nicht nur unterschiedliche Farbkonsistenz zeigt, sondern bei dem einen Patienten das venöse Blut leicht fließt, beim anderen zäh. Man muß dazu wissen, daß ich die Blutentnahme immer nach der gleichen Methode vornehme, nämlich die Armvene (Vena cubitalis) mit einer 1,5 mm starken Punktionskanüle punktiere und das Blut frei abfließend in einem Standzylinder aus Glas auffange. Die unterschiedliche Fluidität des Blutes zeigt sich meines Erachtens u. a. durch den Venendruck. Um den Venendruck besser kennen zu lernen, habe ich mir angewöhnt, diesen Druck der Cubitalis zu messen und habe festgestellt, daß es große Unterschiede im Venendruck gibt, weit unterschiedlicher als in dem heute so hofierten Arteriendruck. Man kann etwa feststellen, daß ein hoher Venendruck in Verbindung mit anderen Meßwerten als prognostisch ungünstig bis gefährlich zu werten ist. Einzelheiten möchte ich hier nicht anführen. Vielmehr soll hier die Frage besprochen werden, wie ein solch unterschiedlicher Venendruck meines Erachtens zustande kommen kann.

Der venöse Hochdruck (venöse Hypertension)

Unser Blutgefäßsystem besteht aus zwei großen Anteilen, nämlich dem arteriellen Schenkel (heraus aus dem Herzen) und dem venösen Rückflußschenkel (zurück zum Herzen). Beide Systeme zeichnen sich durch verschiedene Druckverhältnisse aus: Das arterielle System steigt bis 120 mm Quecksilber (Hg) an, während das venöse um 10 mm Hg liegt. Der dazwischenliegende Lungenkreislauf weist etwa 20 mm Hg auf.

Das Schema zeigt die Druckverhältnisse im arteriellen und im venösen Anteil des Blutkreislaufes an, wobei deutlich ersichtlich ist, daß der Druck im arteriellen Schenkel, der sogenannte Blutdruck (=RR= Riva Rocci), normalerweise bei 120 mm Quecksilbersäule (Hg) und im venösen bei 10 mm Hg liegt.

Diese normalen Druckverhältnisse können nicht nur im arteriellen Anteil gestört sein, sondern auch im venösen. Von der Störung des arteriellen Schenkels, dem sogenannten Bluthochdruck, wollen wir hier nicht reden, darüber berichtet heute ja schon jede Tageszeitung und viele Patienten haben selbst ein Blutdruckmeßgerät zu Hause. Dieser erhöhte Arteriendruck wird heute in der Medizin als Risikofaktor Nr. 1 angeprangert und mit vielen Medikamenten behandelt.

Ganz so eindeutig gefährlich, wie noch vor kurzem angenommen, scheint der arterielle Bluthochdruck allerdings doch nicht, wenigstens nicht ausschließlich, zu sein. Das haben nicht nur manche medizinischen Untersuchungen, das haben auch meine Beobachtungen nahegelegt. Ich habe nämlich bei den Blutentnahmen für die Laboruntersuchungen festgestellt, daß die Druckverhältnisse – wie schon ausgeführt – recht unterschiedlich auch im venösen Anteil des großen Kreislaufes sein können, und ich habe durch Messungen dort wahrhaft phänomenale Schwankungen gesehen, die anfänglich bestanden und sich mit fortschreitender Therapie besserten bzw. normalisierten.

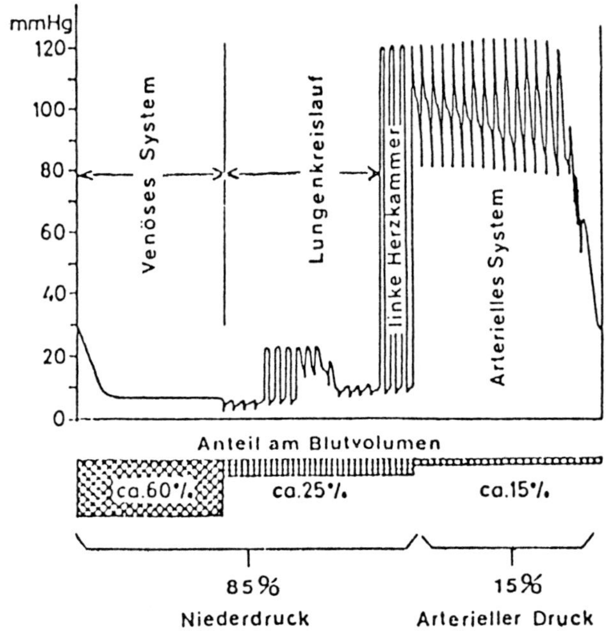

Abb. 35: Schema der Druckverhältnisse im Blutkreislauf (modifiziert nach *Gauer*).

Die venösen Druckverhältnisse werden von mir in der Vena cubitalis mit einem Kapillarrohr gemessen und dabei Werte von zehn bis zweiundsechzig cm festgestellt (Normalwerte etwa zehn bis zwölf cm). Ich habe mir Gedanken gemacht, wie solche unterschiedlichen Meßwerte zustande kommen können und möchte versuchen, sie wie folgt vereinfacht zu erklären: Die heute übliche, völlig denaturierte sogenannte Zivilisationskost bewirkt die Erkrankung des Verdauungstraktes, den ich ja im Vorausgegangenen als *katastrophal krank* bezeichnete. Dort entstehen infolge der Verdauungsstörungen große Mengen toxischer Produkte, die ins Blut aufgenommen werden. Bei anhaltender Nachlieferung von giftigen Stoffwechselprodukten kann die Entgiftung nicht mehr ausreichend vorgenommen werden, das Blut dickt ein, und auch das Zwischengewebe wird als Mülldeponie benützt. Es kommt zur Überfüllung des Blutkreislaufes mit toxischen Stoffen. Die Fließbehinderung wirkt sich auch im Zwischengewebe aus. Die Nährstoffe verlassen bekanntlich den arteriellen Anteil, um nach Stoffaustausch mit der Zelle im venösen Schenkel zurück zum Herzen zu

Schema des erhöhten Venendruckes

Druck- u. Saugpumpe

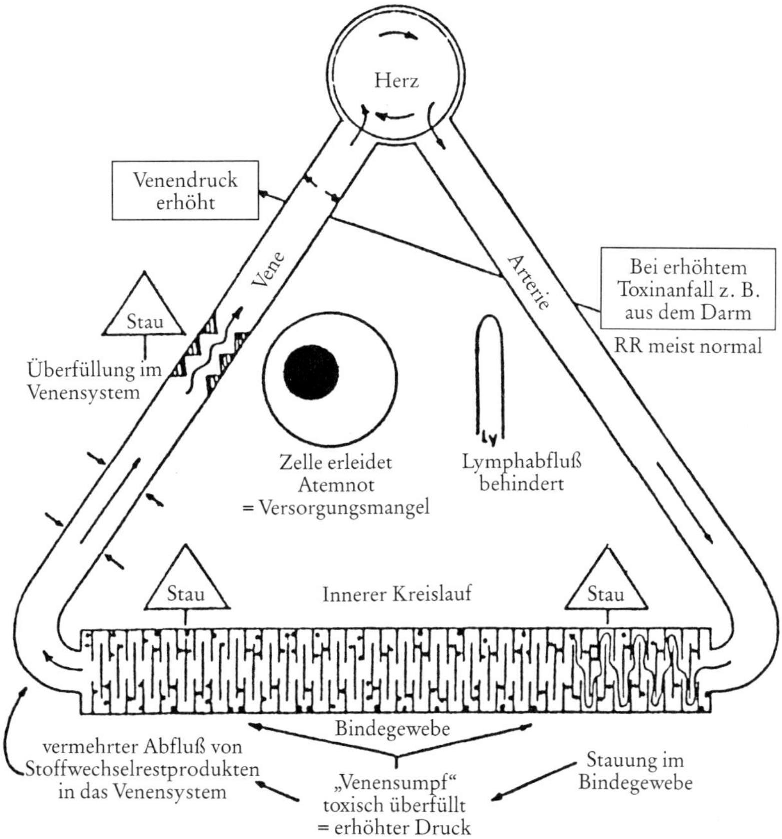

Abb. 36

fließen. Die Überfüllung dieses sogenannten Venensumpfes ist in Verbindung mit der schlechten Verbrennung in der Zelle infolge Sauerstoffmangels und anderen Störungen mit ein Grund für den Druckanstieg im Interstitium, was sich wiederum als Druckanstieg im venösen Schenkel auswirkt.

Abb. 36 soll die Verhältnisse im großen und im „inneren“ Kreislauf vereinfacht dargestellt zeigen.

Das Blut wird durch die Druckpumpe der linken Herzkammer über die Arterien bis in die feinsten Haargefäße befördert, wo 50–80% des Gesamtblutes das bis dahin geschlossene Arteriensystem verlassen und in das Zwischengewebe, in das sogenannte mesenchymale Bindegewebe austreten, um die Zelle zu versorgen. Nach Stoffaustausch strömt das Blut teilweise durch den Überdruck ins Zwischengewebe, teilweise durch den Einfluß der Saugpumpe der rechten Herzkammer, zum Herzen zurück!

Das Zwischengewebe, das sich zwischen arteriellem und venösem Schenkel des großen Kreislaufes befindet, hat die Aufgabe, die Zelle zu ernähren, und dort findet unsere Gesundheit und unsere Krankheit statt; d.h. ist das Blut flüssig und nicht toxisch angereichert, so wird die Zelle gut ernährt, und wir sind gesund, andernfalls können wir krank werden.

Darüber hinaus ist dieser sogenannte innere Kreislauf sehr anpassungsfähig, und zwar dadurch, daß er ca. bis 30% der Gesamtblutmenge aufnehmen kann, ohne daß dies sichtbar sein muß, außer daß der betroffene Mensch über „schwere Beine“ zu klagen hat. Der Abtransport aus dem Zwischengewebe kann z.B. durch Steigerung der Tätigkeit des Lymphgefäßsystems um 50% oder mehr vorgenommen werden, es sei denn, der Abfluß ist durch Stauung z.B. durch das beschriebene Radixödem behindert. Dadurch bleibt das auch als *„Venensumpf“* bezeichnete Zwischengewebe überfüllt und reicht seine Überfüllung an das abfließende Venensystem weiter, wodurch der erhöhte Venendruck entsteht.

Ein neues Konzept in der Diagnostik und Therapie ernährungsbedingter Krankheiten

Ich habe schon oft erlebt, daß meine Patienten nach meinem Erklärungsversuch über ihre Krankheiten wie spontan sagten, „ja, so muß es sein, eigentlich habe ich es mir auch so ähnlich vorgestellt".

Ich bin überzeugt, daß viele Leser und auch manch unvoreingenommener Arzt ähnlich reagieren wird, aber für uns Ärzte gehört viel Mut dazu, die Masse von Spezialwissen über Bord zu werfen. Je größer das Spezialwissen, um so schwieriger ist es einfach, fast möchte ich sagen, grundsätzlich und logisch denken zu lernen.

Es gibt ein hervorragendes Buch, das die Probleme in dieser Richtung bestens beschreibt und all unser Wissen und all unsere Fachrichtungen in der Medizin und auch alle Modeströmungen mit in die Überlegungen einer „Modernen Medizin" einbezieht. Dort wird u. a. wiederholt und auf vielen Seiten über unseren „Lebensstil", unsere „Lebensweise" berichtet, die uns letzten Endes krank macht. Das Buch stammt von einem unserer großen Soziologen und Physiologen, *Hans Schaefer,* Heidelberg. Es hat mich begeistert und gibt einen hervorragenden Überblick. Aber es sagt nicht einmal, was jeder Praktiker wissen müßte.

- Unser Verdauungskanal ist katastrophal krank und infolgedessen auch unser Blut und alles haben wir uns in erster Linie „angefressen"!

Daß man noch mehr erkrankt, wenn Giftstoffe in Nahrung, Boden und Luft, wenn psychische Probleme in Familie, Beruf und Freundeskreis, wenn Modeeinflüsse und vieles andere das Leben ungünstig beeinflussen, versteht sich von selbst. Aber solche Einflüsse, die einen körperlich krank machen, sind eben erst möglich, wenn die „Soma", der Körper, schon vorher krank ist, bevor sich all diese Faktoren *verstärkend* auswirken können.

An zwei großen, weit verbreiteten Krankheitsgruppen möchte ich zeigen, warum ich mich mit meiner in Jahrzehnten ausgearbeiteten Therapie heute sicher und stark fühle: An Herzkrankheiten und der Krebskrankheit.

Unser erwähnter hochgeschätzter Physiologe aus Heidelberg zitiert verschiedene Krankheiten auch als Maßstab, als Wertmesser für die Effektivität der heutigen Medizin, wobei allerdings keine einheitlichen und überzeugenden Ergebnisse beschrieben werden. Die Ursachen der

Krankheiten werden als „multifaktoriell“ bezeichnet, wobei neben den bekannten organischen – z. B. genetischen – Ursachen auch die heute viel diskutierten psychischen Faktoren (der Leib wird durch die Gesellschaft krank, Streßprobleme, falsche Lebensführung, Suchtprobleme, unsoziale Arbeitswelt), die vielen heute bekannten Risikofaktoren und viele andere Dinge, angesprochen werden.

Haken wir beim letzten Punkt, bei den Risikofaktoren einmal nach. Ganz besonders für die Herzkrankheiten, hier die Kranzgefäß- und die Infarktkrankheit, sind die Risikofaktoren immer mehr angestiegen. Das wird als Faktum festgestellt und von niemandem angezweifelt.

Aber es wird überhaupt nicht gefragt, *warum* die Risikofaktoren und damit natürlich auch die Krankheiten, etwa der Herz- (oder Hirn-) infarkt, heute so stark zugenommen haben. Diese Frage wird nicht gestellt, ich weiß nicht warum!

Ich finde es die natürlichste Sache der Welt zu fragen, warum etwas so ist und habe auch schon die Antwort parat:

- Die Risikofaktoren nehmen zu, weil das Blut immer mehr Gifte (Toxine) enthält, die ihm aus dem katastrophal kranken Darm angeboten werden und die Entgiftungsorgane (was immer das auch sei) damit immer schlechter fertig werden.

Ich habe mich ein Leben lang mit Gesundheitsfragen, mit Ernährung und „gesunder“ Lebensweise befaßt und habe meine Beobachtungen, Eindrücke und Erkenntnisse in Relation zur körperlichen Verfassung, d. h. zur äußeren und inneren Beschaffenheit des Körpers zu setzen versucht. Ich habe immer mehr erkannt, daß alle Abweichungen von der Norm, sagen wir einmal äußerlich vom griechischen Schönheitsideal Apollo und innerlich von dem Freisein von Krankheiten und Risikofaktoren *absolut sicher* mit der Lebensweise im weitesten Sinne, *vor allem aber mit der Essensweise* zusammenhängen. So viele veränderte Formen von Gestalten – zu dicke, zu dünne, zu straffe, zu schlaffe, zu gestaute, zu blasse – oben, unten oder in der Mitte aufgeblasene oder abgemagerte, krumme, schiefe und lahme Körper wie es heute gibt, so viele Hautverfärbungen mit melanomähnlichen Farbstoffen, die als Störung im *Zwischen*stoffwechsel aufzufassen sind, besonders an den Genitalien, um den After herum und an Druckstellen, hat es in Urzeiten, als noch Getreide, Feldfrüchte und Obst gegessen wurde, bestimmt nicht gegeben. Aber unsere heutigen „Leiden“, unsere Krankheiten sollen nicht oder nur wenig von der Nahrung abhängig sein? Es werden immer entferntere Feinde: Umwelt, Gesellschaft, Arbeit, Psyche, Streß usw. dafür verantwortlich gemacht!

Beobachten Sie einmal, mit welcher Bedenkenlosigkeit bei uns gelebt wird. Ganz besonders im Hinblick auf die Güte und Zusammensetzung des Essens besteht überhaupt keine Kritik. Wo immer uns irgend etwas angeboten wird, es wird gegessen, auch aus Höflichkeit. Völlig gleichgültig, ob Hunger besteht oder nicht.

In der Eisenbahn, im Flugzeug, bei Freunden und Verwandten, erst wird ein Happen – möglichst ein süßer – mit viel Gelächter (was möglicherweise das schlechte Gewissen beschwichtigen soll) gegessen. Bewunderte Hauptfigur ist, wer am meisten schafft. Hat man einen „kleinen" Hunger, gibt es die kleine Zwischenmahlzeit – in der Zeitung, im Radio und im Fernsehen als erstrebenswerte Lösung mit viel propagandistischem Aufwand schmackhaft gemacht. Daß wir uns damit um ein Riesenvergnügen bringen, weil die nächste Hauptmahlzeit eigentlich gar nicht mehr richtig schmecken will, wird natürlich verschwiegen. Die alte Volksweisheit „Hunger ist der beste Koch" ist völlig in Vergessenheit geraten. Beobachten Sie die Menschen auf der Straße: Ein Eis, etwas Schokolade, ein paar Bonbons oder Lutscher, eine Cola oder Limonade, eine Brezel usw. Ist das Kind etwas unruhig, schnell schiebt die Mutter ihm irgend etwas in den Mund, und sie hat immer „Reserve" bei sich. Alles wird kritiklos konsumiert. Und alles soll auf die Verbrennungsmaschine, soll auf den Zustand des Darmes und den Stoffwechsel überhaupt keinen Einfluß haben?

Das stimmt einfach nicht.

Wenngleich es wirklich schwer verständlich ist, wenn man keine Kenntnisse über die Beschaffenheit unseres Verdauungsorgans hat. Das ist bisher in dieser ungeschminkten Form, die ich immer wieder betone, tatsächlich nicht allgemein bekannt.

Meine These:

„Kranker Darm gleich krankes Blut gleich kranker Körper" ist in dieser Form in der Medizin noch nie behauptet worden. Sie sollte uns endlich zum Umdenken, zum Neu-Überdenken führen.

Interessanterweise ist die These in jeder Weise umkehrbar. Es stimmt also auch, wenn ich sage:

Kranker Körper gleich krankes Blut gleich kranker Darm.

Oder genauso:

Krankes Blut gleich kranker Körper gleich kranker Darm.

Es ist keineswegs erforderlich, daß der Patient in jedem Falle seinen kranken Darm als krank empfindet, genauso, wie er ja auch sein krankes Blut nicht als krank empfindet.

Im Körper geht vieles „unterschwellig“ vor sich. Aber in jedem Falle ist der Darm an der Lieferung der Krankheitsstoffe beteiligt und damit ist die

Nahrung als ursächlich für die Krankheitsentstehung

gekennzeichnet.

Je konsequenter ich diese These meinem therapeutischen Handeln zugrunde zu legen gelernt habe, von Jahr zu Jahr strikter, um so mehr bin ich erstaunt, welche Änderungen, Besserungen und Heilungen, auch in schweren Krankheitsfällen noch zu erreichen waren.

Hier sollte ich, um nicht in den Verdacht der Einseitigkeit zu kommen, einen *gravierenden Einschnitt* setzen und noch etwas deutlicher auf die heute immer mehr besprochenen und auch untersuchten menschlichen, psychologischen und psychosomatischen Probleme eingehen, die von Jahr zu Jahr zunehmend zur Erklärung der Krankheitsursachen mit herangezogen werden. Man mutmaßt, da man immer noch nicht weiß, warum z. B. Herzinfarkt und Krebs zunehmen und Streß allein nicht überzeugend genug klingt, daß möglicherweise der Dystreß (ein nicht „ausgelebter“ Streß) eine wichtige ursächliche Rolle spielen könnte, wobei auch die Persönlichkeit (Typ A- und Typ B-Verhalten) mit in die Überlegungen einbezogen wird. Aber selbst Psychologen sind sich derzeit anscheinend nicht mehr sicher, daß seelische Belange allein oder auch nur vorwiegend ursächlich für organische Leiden (z. B. Herzinfarkt und Krebs) verantwortlich sein könnten, indem sie interpretieren: „Die feste Überzeugung von krankheitsauslösenden, übermächtigen Lebensbelastungen oder Verhaltensdispositionen ermöglicht es Patienten, sich beim Nachdenken über Schuld und Verantwortung für die Erkrankung selbst zu entlasten“. Und auch der Arzt kann sich ganz schön dahinter verstekken.

Was aber heißt das?

Jetzt kommen wir dem eigentlichen Problem meines Erachtens einen Riesenschritt näher. Bei aller Aufgeschlossenheit für die Überlegungen einer neuen Medizin (Plädoyer für eine neue Medizin von Prof. *Hans*

Schaefer), die alle Fakten (z. B. Risikofaktoren) und Hypothesen (z. B. Streß, Umwelt, Psychologie) einbezieht, taucht doch immer wieder in der Literatur die Idee der „Selbstverschuldung", wenn auch sehr kaschiert, auf. Ich kann mich des Eindrucks nicht erwehren, daß die ganze medizinische Welt aufatmen würde, wenn endlich einmal handfeste organische Ursachen geboten würden, auf deren Erkenntnis man weiterarbeiten könnte!

Daher jetzt hier die Frage:

Gibt es eine solche organische Ursache, die für viele, möglichst für fast alle Krankheiten in die Überlegungen einbezogen werden könnte und wie müßte sie gegebenenfalls aussehen?

Im vorausgegangenen habe ich auszuführen versucht, daß ich bei allen organischen Erkrankungen, z. B. auch Herzerkrankungen und Krebs, ebenfalls *organische* Darmerkrankungen feststellen konnte, die bisher nicht bekannt waren oder nicht beachtet wurden. Ich habe sie für die Krankheitsentstehung als *ursächlich* bezeichnet. Ich habe ungezählte Male in meiner ärztlichen Tätigkeit erlebt, daß organische Leiden mit der Behandlung und Besserung des Organs Darm erstaunliche, fast unbegreifliche Besserungen und Heilungen eingetreten sind. Dementsprechend waren auch häufig Aussagen der Patienten, die von unerwartetem Wohlbefinden sprachen. Das ermutigte mich weiterzuforschen:

Wie steht es mit der sogenannten vegetativen Dystonie, mit der Erschöpfung und Verstimmung, mit der Lebensangst der Erwachsenen, wie sieht es mit dem kindlichen Mißmut, mit Intoleranz und Aufsässigkeit der organisch kranken Kinder (z. B. Asthma, Heuschnupfen, Diabetes, Neurodermitis) aus, über die Eltern (auf Befragen!) eine lange Geschichte erzählen können?

Antwort: Es ist kaum zu glauben, aber die meisten Eltern berichten (wieder auf Befragen!), daß sich auch die Mentalität des Kindes erstaunlich gebessert habe und das Kind jetzt wieder „normal" reagiere, das gleiche, was ich ebenfalls ungezählte Male von Erwachsenen zu hören bekam.

Wenn organische Krankheiten Erwachsener unter einem Streß, z. B. dem Streß der Scheidung, und kranke Kinder trotz Scheidung ihrer Eltern ebenfalls unter organischen Therapiemaßnahmen ausheilen, liegt das ja wohl nicht an der Psyche, sondern an der Soma (Körper) und diesen Vorgang habe ich so definiert:

„Kranker Darm gleich krankes Blut gleich kranker Körper".

Daß auch die Psyche, oder sagen wir verständlicher die Nerven und das Gehirn, vom Blut ernährt werden, daß „schlechtes" Blut den Körper und auch die Psyche im weitesten Sinne eben schlecht versorgt und damit Krankheiten verstärken kann, leuchtet doch wohl jedem ein, wenn wir einmal jede „höhere" Wissenschaft außer acht lassen.

Und das möchte ich auf körperlicher Grundlage zunächst am kranken Herzen und später am Krebs zeigen.

Für die Herzkrankheiten soll der Herzinfarkt als Fallbeispiel dienen. Wir wollen einmal vergessen, daß über den Herzinfarkt heute mehr denn je verschiedene Ursachen diskutiert werden, eine Einigung wurde bisher nicht erreicht, aber die Zahl der Infarkte – mit oder ohne tödlichem Ausgang – nimmt ständig zu. Seit einigen Jahren ist für mich die Entstehung – die Ätiologie – des Infarkts geklärt. Sie hängt meines Erachtens nur ab:

1. von der Blutbeschaffenheit, z.B. Viskosität, Fluidität, d.h. Zusammensetzung der Blutsäule
2. von der Mikrozirkulation und
3. außerdem vom Venendruck – nicht oder nicht nur vom arteriellen Druck.

Seit ich gelernt habe, diese Werte – Parameter – zu kontrollieren und prognostisch einzuschätzen und seit ich in der Lage bin, daraus therapeutische Konsequenzen zu ziehen, habe ich erleben dürfen, daß in meiner Praxis, einer Praxis mit nur chronischen Krankheitsfällen, kein einziger Infarkt mehr aufgetreten ist, natürlich vorausgesetzt, daß der Patient meinen Anweisungen gefolgt ist. Ich behaupte dies keineswegs leichtfertig, bin mir vielmehr voll meiner Verantwortung bewußt und habe dies manchem Arzt, der bei mir hospitiert hat, überzeugend demonstrieren können.

Und nun zum Krebsproblem.

Zur Klarstellung: Auch ich kann keinen *vorhandenen* Krebs heilen oder gar einen metastasierenden Krebs beseitigen. Aber ich finde, daß heute bei der öffentlich propagierten Krebs-„prophylaxe" alles schiefläuft.

- Es geht nicht darum, unsere Diagnose immer besser und immer frühzeitiger zu stellen, um festzustellen, daß ein Krebs *vorhanden* ist, es geht bei der Prophylaxe – Vorbeugung (!!!) – darum, zu *verhindern,* daß etwas entsteht, was man befürchtet, nämlich Krebs. Und hier versagt unsere heutige „Prophylaxe“ völlig und treibt uns in *unverantwortliche* Kosten.

Wie ausgeführt, weiß man nicht, warum z.B. Herzinfarkt und Krebs zunehmen. Aber in allen Publikationen wird gefordert, man müsse *noch öfter* untersuchen, wegen eines Infarkts z.B. halbjährlich EKG (z.B. Langzeit-EKG), wegen Krebs zwei- bis viermal pro Jahr, z.B. Röntgenuntersuchung, etwa Mammographie, mit CT (Computertomographie), mit Kernspintomographie usw. Dies meine ich, ist eine unverantwortliche Kostensteigerung.

- Es soll festgestellt werden, ob etwas eingetreten ist, was man befürchtet, statt eine Methode zu entwickeln, die verhindert, daß etwas entsteht, was man vermeiden möchte.

Bei der heutigen falschen Krebsprophylaxe, d.h. der Untersuchung auf einen *nachweisbaren* Krebs, spricht kein Mensch davon, daß die Krebsprophylaxe schon frühzeitig, nämlich bevor ein Krebs sich „festgesetzt“ hat, möglichst in der Jugend oder sogar Kindheit beginnen muß. Stoffe, die metabolisch Stoffwechselschäden hervorrufen, die später im Leben Krebs verursachen können, müssen schon frühzeitig an der Entstehung gehindert werden.

- Also ganz klar: Krebsprophylaxe besteht *nicht* darin, einen *vorhandenen* Krebs frühzeitig zu erkennen – auch wenn frühzeitige Erkennung natürlich wünschenswert ist. Krebsprophylaxe besteht darin, zu verhindern, daß eine Stoffwechsellage entsteht, die einen Krebs auslösen kann.

Nun, ganz so einsam, wie man vielleicht vermutet, stehe ich eigentlich nicht da. Bereits 1931 hat *Otto Warburg*, der Nobelpreisträger für Medizin, experimentelle Untersuchungen darüber angestellt, daß ein Krebs nur entstehen kann, wenn 30% Sauerstoffmangel im Stoffwechsel besteht.

Und hier schließt sich der Kreis

In all meinen vorausgegangenen Ausführungen habe ich dargestellt, daß die Versorgung unserer Organzelle, d.h. die sogenannte Mikrozirkulation (synonym: Die *Ver*- und *Ent*sorgung der Zelle) davon abhängig ist, wie gut die Zelle mit Sauerstoff und anderen Nährstoffen versorgt wird. Eine Tatsache, die der Nobelpreisträger *Warburg* feststellte und die in vielen schweren, z.T. auch als unheilbar geltenden Krankheitsfällen von mir als *beeinflußbar* beschrieben wurde. Ich denke, Sie entsinnen sich, daß meine Behandlung darauf abgestimmt ist, diesen „inneren" Kreislauf zu stimulieren und daß ich meine, daß mir dies häufig recht zufriedenstellend gelingt. Und nun die Gewissensfrage in bezug auf das Krebsproblem, von dem ich am Anfang des Kapitels sagte, daß ich mich sicher und stark fühle: Bei vielen Familien, die ich seit Jahren und Jahrzehnten berate, erlebe ich es auffallend selten, daß ein von mir geführter Patient an Krebs erkrankt. Dies könnte ein Zufall sein, aber der folgende Fall ist sicher keiner:

Der Ehemann (54 Jahre) einer Patientin kam neu in meine Behandlung, weil klinisch ein Lungenkrebs festgestellt worden war. Eine Lungenoperation war vorgesehen, aber der Patient wollte weder der risikoreichen Operation, noch der Bestrahlung, noch der Chemotherapie zustimmen. Die prognostische Lebenserwartung bei all diesen Maßnahmen lag bei nicht einmal einem Jahr. Die voraussehbaren Leiden des Patienten wurden ärztlicherseits als recht ungünstig eingeschätzt. Der Patient bat mich um Hilfe. Mit ihm und seiner Ehefrau wurden Vor- und Nachteile der verschiedenen Methoden diskutiert, und der Patient entschied sich für eine von mir vorgeschlagene biologische Therapie: Schnitzerkost, Sauerstoffbehandlung, medikamentöse Anwendungen (verschiedene biologische Medikamente), alle Vierteljahr Immunstimulation mit Frischzellen (Thymus, Milz, Knochenmark, Nebenniere, Dünndarmgewebe [*Peyer*sche Plaques]).

Der Patient hat genau 3,5 Jahre überlebt, er war bis zum letzten Donnerstag seines Lebens *voll* arbeitsfähig, am Freitag wurde ich wegen Bewußtseinsverlustes (Koma) benachrichtigt, am Samstag früh ist er gestorben.

Wie ich sagte, ein vorhandener Krebs ist nicht heilbar, aber wenn die Prophylaxe frühzeitig, möglichst in der Jugend beginnt, ist er möglicherweise vermeidbar. Im späteren Alter werden Leben und Sterben durch biologische Maßnahmen leichter, vorausgesetzt, man nützt alle Möglichkeiten der modernen Medizin. Darunter verstehe ich in erster Linie – falls möglich – die Entfernung des Tumors durch eine Operation, was in dem beschriebenen Fall leider nicht möglich war (vielleicht hätte der Patient sonst länger überlebt), während ich der Bestrahlung und der Chemotherapie reserviert – nicht in jedem Fall ablehnend – gegenüberstehe.

Also lautet beim Krebsproblem wie beim Herzinfarkt und auch bei allen anderen chronischen Krankheiten meine These:

- Die Prophylaxe soll so früh wie möglich beginnen und besteht darin, *keine* Stoffwechsellage zu erzeugen, die später in fortgeschrittenem Alter die Versorgung der Organzellen behindert und so zu Ausfällen, beginnend beim Organschaden bis hin zum Krebs, führen kann.

Neue Gesichtspunkte bei der klinischen Untersuchung des Abdomens mit konsekutiver Deformierung des Thorax

Im folgenden Kapitel, das sich vorwiegend an Ärzte wendet, möchte ich mich mit einer Materie beschäftigen, die mir sehr am Herzen liegt. Dies sind ergänzende Beobachtungen und Befunde zur klassischen Untersuchungstechnik, so, wie ich sie als richtig empfinde.

Die exakte Untersuchung (Exploration) des Bauchraumes sollte in der Lage sein, alle Gesichtspunkte in bezug auf die Intestinalorgane zu offenbaren. Dazu sollten bei der systematischen Betrachtung (Inspektion), Behorchung (Auskultation), dem Abklopfen (Perkussion) und Abtasten (Palpation) einige Korrekturen gegenüber der heute üblichen Methode vorgenommen werden, die geeignet sind, neue diagnostische Leitsymptome im Bauchraum aufzudecken und ihre Auswirkungen auf den benachbarten Thorax darzustellen.

Die Untersuchung des Bauchraumes ist unverzichtbar und äußerst wertvoll. Wenn sie sorgfältig und gewissenhaft vorgenommen wird, werden hierbei einige neue Gesichtspunkte zutage treten.

Inspektion (Betrachten)

Die Untersuchung des Bauchraumes (Abdomens) beginnt mit der Inspektion. Dabei ist nicht nur dem Bauchraum Aufmerksamkeit zu schenken, sondern auch dem Brustkorb (Thorax) und zwar in der Formgestaltung seiner unmittelbaren Nachbarschaft zum Bauch, dem Rippenbogen und genauso auch in der Konfiguration des gesamten Brustkorbes. Krankheiten, etwa chronische Entzündungsvorgänge, die bekanntlich häufig mit krankhaften Blähungen (Meteorismus) verbunden sind, wirken sich nämlich nicht nur in der äußeren Form des Bauchraumes aus, sondern auch in der Nachbarschaft, hier auf den Brustkorb und sogar auf die Wirbelsäule. Auch sogenannte Beinverkürzungen sind meistens durch eine Beckenschiefstellung bedingt, was von Wirbelsäulenverkrümmungen verursacht wird. Beides ist sehr häufig mit Bauchraumerkrankungen der Intestinalorgane verbunden, die sich allerdings nur bei sehr sorgfältiger, umfassender Untersuchung verifizieren lassen.

Beginnen wir also mit der visuellen Inspektion (Betrachtung). Jeder etwa normalgewichtige Patient sollte ein harmonisches Verhältnis von Bauchraum und Brustkorb zeigen. Der Bauchraum sollte weder im Ober- noch im Mittel- oder Unterbauch weit vorgewölbt noch eingezogen sein, er soll eine leichte Taille aufweisen und glatt in den Brustkorb übergehen.

Häufigste Abweichungen von der Norm im Liegen:

1. Der Oberbauch (Epigastrium) ist entweder vorgewölbt, (verursacht durch einen Stierhornmagen, Abb. 37) oder eingefallen (verursacht durch einen hypotonen Langmagen, Abb. 38).
2. Der Mittelbauch ist um den Nabel herum (periumbilikal) und mehr unterhalb des Nabels stark vorgewölbt (verursacht durch Dünndarmirritationen, Abb. 39 und 40).
3. In der Mittellinie (Medianlinie) gehen der linke und rechte gerade Bauchraummuskel (M. rectus abdominis) nicht wie normal mit einer leichten Einziehung der Abdominalhaut ineinander über, sondern es ist – häufig schon bei Kindern – eine tiefe Rinne, die mehr oder weniger stark klafft, festzustellen und bei Erwachsenen ein starkes Auseinanderweichen bis zu 5 oder 10 oder sogar 15 cm zeigen kann, was der orginalen Rectus-Diastase (Bauchdeckenbruch) entspricht, Abb. 41 und 42.

Dieser Bauchdeckenbruch kann nicht nur im Oberbauch vorhanden sein, er reicht häufig auch bis zum Mittel- oder auch bis zum Unterbauch.

Er ist bedingt durch die Erkrankungen der gesamten Intestinalorgane, vorwiegend durch chronisch-entzündliche Verlängerungen (Elongationen) und Erweiterungen der verschiedenen Darmabschnitte, d. h. durch starken Meteorismus (Blähungen) in diesem Bereich.

Häufig ist dieser mehr oder weniger ausgeprägte Befund nur durch einen diagnostischen „Trick“ zu klären: Man muß den Patienten auffordern, sich aus der Liegestellung ohne Unterstützung der Arme leicht, d. h. halb aufzurichten und sich wieder langsam zurückzulegen. Man ist erstaunt, wie oft dann eine Rectus-diastase offenbar wird.

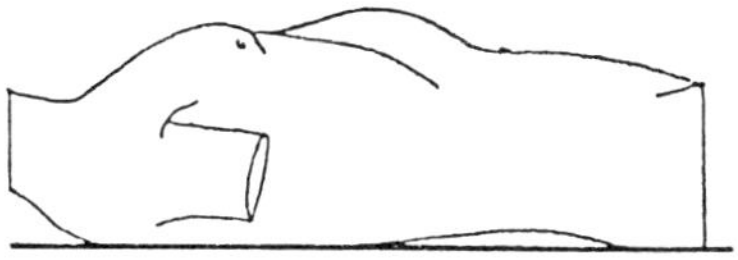

Abb. 37: Vorwölbung des Oberbauches durch Stierhornmagen

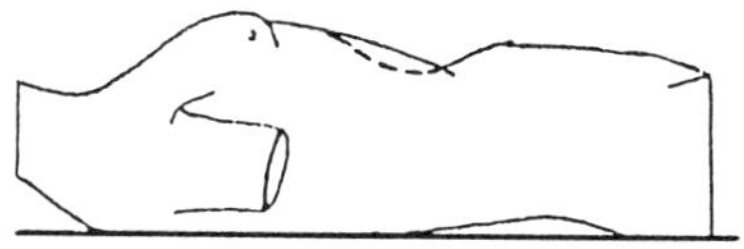

Abb. 38: Eingefallener Oberbauch durch gesenkten Langmagen.

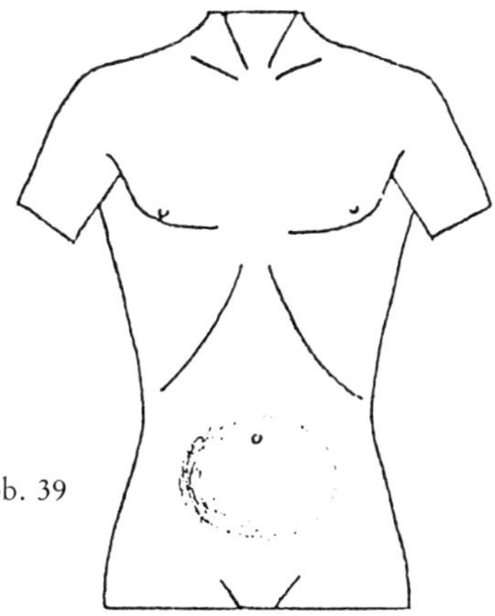

Abb. 39

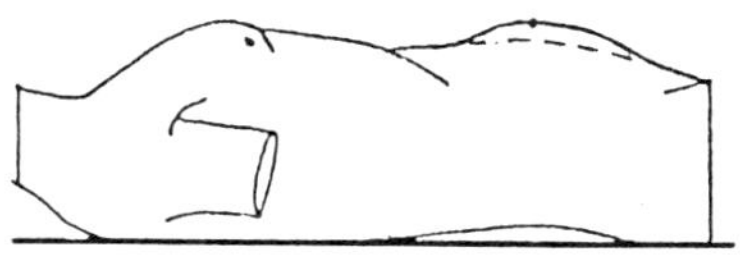

Abb. 40

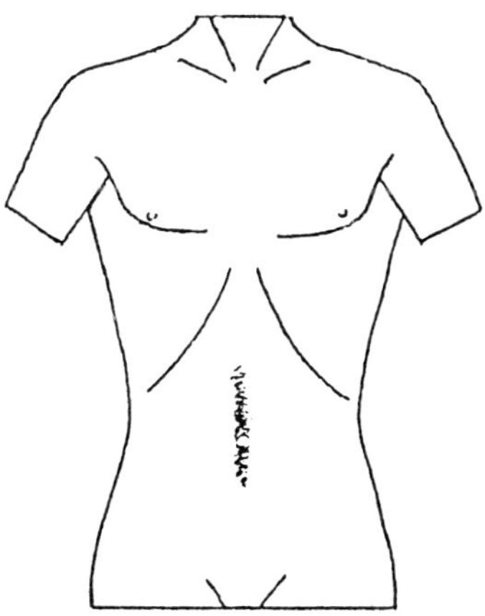

Abb. 41: Kleiner Bauchdeckenbruch

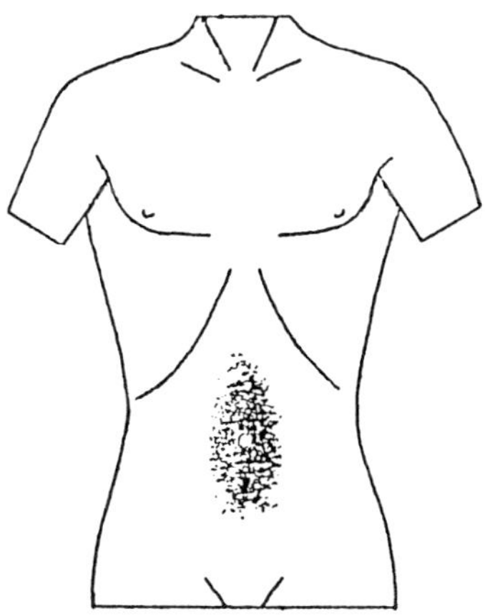

Abb. 42: Großer Bauchdeckenbruch

Auf die üblichen bekannten Befunde wie Hautfarbe, Narben, Aszites, Ekzeme, Spider naevi, Venenerweiterungen, Hautmetastasen, Tumoren, Zysten, Schwangerschaft, inguinale und femorale Bruchpforten usw. usw. soll hier nicht eingegangen werden.

Auskultation (mit dem Hörrohr behorchen)

Auch diese Untersuchung soll nach den üblichen bekannten klinischen Untersuchungsmethoden vorgenommen werden, wobei besonders auf Darmgeräusche, Plätschergeräusche, Reibe-, Gefäß-, Strömungsgeräusche usw. zu achten ist.

Palpation und Perkussion (Untersuchung durch Betasten und Abklopfen)

Hier sollte die neue Methode *revolutionierend* eingesetzt werden. Bei vorsichtigem, sanftem, mit flacher Hand vorgenommenem Abtasten (Palpation) kann unmittelbar unter der Bauchhaut ein häufig vom Rippenbogen bis zum Becken reichender innerer Widerstand gefühlt werden, wobei sich der innere Widerstand wie eine mit Luft straff aufgeblasene Ballonhülle ertasten läßt, Abb. 43.

Diese ertastete „Ballonhülle“ entspricht dem entzündlichen gereizten Bauchfell (Peritoneum) wobei die – „itis“ (Entzündung) alle Grade von unterschwellig bis florid erreichen kann.

Die bei der Inspektion beschriebene Vorwölbung bzw. Einziehung des Oberbauches (Epigastrium) wird ebenfalls häufig als schmerzhaft bezeichnet.

Eine periumbilikal (um den Nabel herum) und mehr unterhalb des Nabels gelegene Vorwölbung ist meistens bei der Palpation als Ganzes oder unterteilt mit Links- oder Rechtsbetonung schmerzhaft festzustellen, wobei der Schmerz als in der Tiefe liegend beschrieben wird.

Die Vorwölbung entspricht dem krankhaft veränderten Dünndarm, bei Linksschmerz mehr dem Jejenum (Abb. 44), bei Rechtsschmerz mehr dem Ileum (Abb. 45) zugehörig. Sie wird jedoch häufig auch ganz unterhalb des Nabels zwischen Symphyse (Schambeinfuge) und Nabel liegend gefunden und zeigt dort, meist allerdings nicht mehr so eindrucksvoll, durch Abwehrreaktionen hervorgerufenen Palpationsschmerz (Abb. 46). Sie entspricht dem ptotisch gesenkten Dünndarmpaket, wie die röntgenologische Verifizierung zeigt.

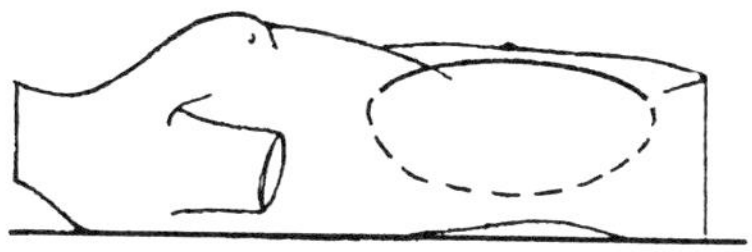

Abb. 43: Bauchfell als gespannte „Ballonhülle" tastbar

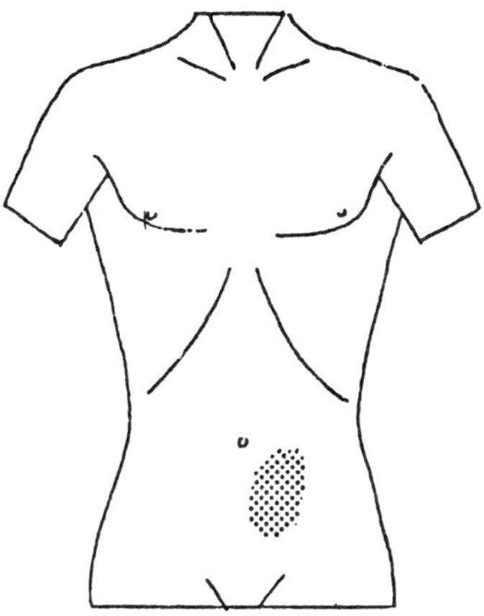

Abb. 44

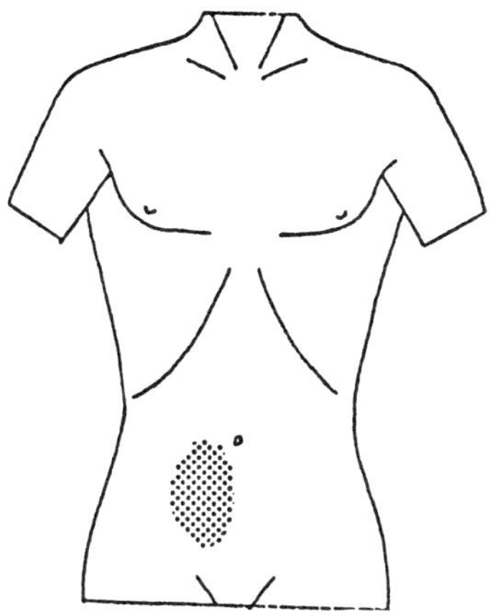

Abb. 45

Die seitliche Vorwölbung des Bauchraumes, die dort am stärksten ist, wo normalerweise die Taille sitzt, ist prall elastisch, kann bei der Palpation leicht eingedrückt werden ohne besondere Schmerzen auszulösen. Sie fühlt sich an, wie ein nicht sehr stark aufgeblasener Luftballon (der die seitliche Vorwölbung verursacht). Bei der Röntgenkontrolle entspricht dieses Gebilde dem meteoristisch veränderten Colon descendens bzw. Colon ascendens (auf- und absteigender Dickdarm).

Sehr viele Kinder und manche Erwachsene setzen darüber hinaus der Untersuchung durch aktive Anspannung der Bauchdecke noch einen zusätzlichen Widerstand entgegen und erklären verbal unaufgefordert, ihr Bauch sei sehr empfindlich, sie könnten Berührung dort nicht ertragen, legen schützend beide Hände darüber oder sagen lachend, sie seien so kitzelig am Bauch. Bei diesen Patienten ist dann die

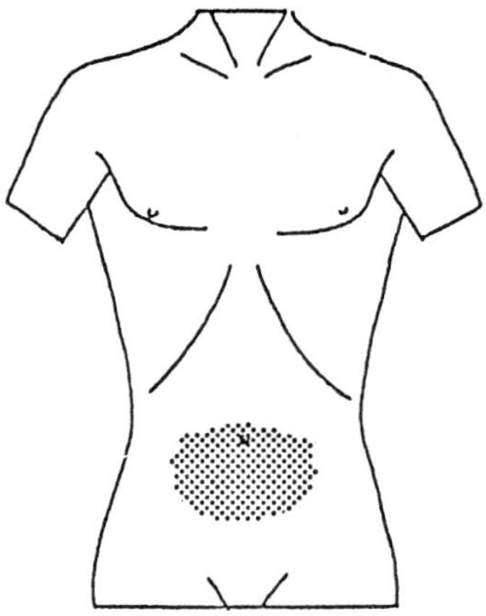

Abb. 46

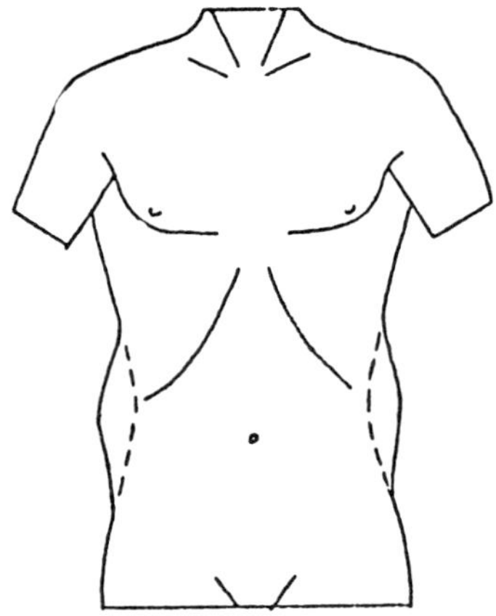

Abb. 47: Die seitlichen Flanken sind vorgewölbt, also seitlich ausgestülpt, statt wie beschrieben, in der Taille leicht eingezogen zu sein (verursacht durch Veränderungen in aufsteigenden und absteigenden Dickdarm – Colon ascendens- bzw. Descendensveränderungen). Dickdarm durch Gase gebläht.

Palpation von Leber und Milz, die nach der üblichen Methode vorgenommen wird, häufig recht schwierig. Dieses Verhalten ist ausschließlich durch entzündliche Veränderungen der Intestinalorgane bedingt (einen „kitzeligen" Bauchraum gibt es nicht!).

In vielen Fällen von chronischen Krankheiten ist noch eine diagnostische – sich revolutionär anhörende – Besonderheit feststellbar, die ebenfalls einige palpatorische „Tricks" erfordert. Etwa zwei Querfinger über dem Nabel in der Medianlinie kann bei sehr vorsichtiger Palpation, wobei die tastende Hand nur sehr langsam den Fingerdruck erhöhen darf, in der Tiefe des Bauchraumes ein pulsierender geschwulstähnlicher „Tumor" erfühlt werden. Wenn man mit dieser „Geschwulst" Hautkontakt über die palpierende Hand hergestellt hat, kann man mit geringer kurzfristiger plötzlicher ruckartiger Druckerhöhung einen blitzartigen Schmerz beim Patienten auslösen, der diesen aus der liegenden Stellung hochfahren oder wenigstens heftige Abwehrreaktionen zeigen läßt, wobei ihm häufig eine Schmerzäußerung entfährt und er angibt, daß dieser Schmerz bis zum Rücken ausstrahle.

Bei vorsichtiger Palpation in der Tiefe ohne zusätzliche Drucksteigerung, kann diese Schwellung häufig als eine *ei- bis faustgroße Resistenz* nachgewiesen werden. Sie ist in vielen Fällen einwandfrei tastbar, (falls keine „Ballonhülle“ vorliegt) und zeigt ihre „Unnormalität“ dadurch an, daß sie im Laufe einer zielgerichteten Behandlung verschwindet. Diese Gegend entspricht der Höhe des zweiten Lendenwirbels, wobei anatomisch bekannt ist, daß dort das vom rechten Unterbauch aufsteigende Darmgekröse (Mesenterium) des Dünndarms in Form der Wurzel (Radix mesenterii) an der Wirbelsäule fixiert ist. Wenn sich also die Verdickung, d. h. die beschriebene pulsierende Schwellung dort nachweisen läßt, könnte es sich rein hypothetisch nur um eine Anschwellung der Gekrösewurzel handeln. Diese nimmt infolge der Volumenzunahme eine tumorähnliche Gestalt an und überträgt dabei die Pulsation der hinter ihr liegenden Aorta *„handnah“*. Diese „Geschwulst“ läßt sich röntgenologisch bei der Magen-Darmpassage mit Bariumbrei dadurch verifizieren, daß eben dort, wo die Resistenz klinisch tastbar ist, die breigefüllten Dünndarmschlingen *nicht* gefunden werden, sondern nach der Seite, d. h. nach links und rechts oder nach unten und oben wie verdrängt erscheinen, gleichsam als ob von der Wirbelsäule her eine Faust in das Dünndarmpaket hineingedrückt würde. Ich habe diese Verdickung als „Radixödem“ beschrieben, wobei ich hypothetisch unterstelle, daß es sich um eine Lymphschwellung der ableitenden Darmlymphgefäße handelt (vgl. Seite 51, Abb. 27 und 28).

Exakt ausgedrückt müßte es sich um ein

kollaterales Lymphödem der Radix mesenterii

handeln.

Da die meisten dieser Patienten noch andere Stauungszeichen ihres Lymphsystems zeigen, die man klinisch nachweisen kann, zweifle ich nicht daran, daß es sich um ein wichtiges Lymphstauungszeichen handelt, zumal ich dieses Radixödem schon seit Jahrzehnten immer wieder röntgenologisch und klinisch feststellen konnte. Auf die Bedeutung des Lymphsystems soll hier nochmals hingewiesen werden, wobei ich feststellen möchte, daß diese Lymphstauung sich sowohl klinisch, wie oben beschrieben, als auch röntgenologisch nachweisen läßt und daß die neuesten Forschungsberichte über die Immunabwehr ebenfalls das Lymphsystem betreffen. Ich habe deshalb versucht, in

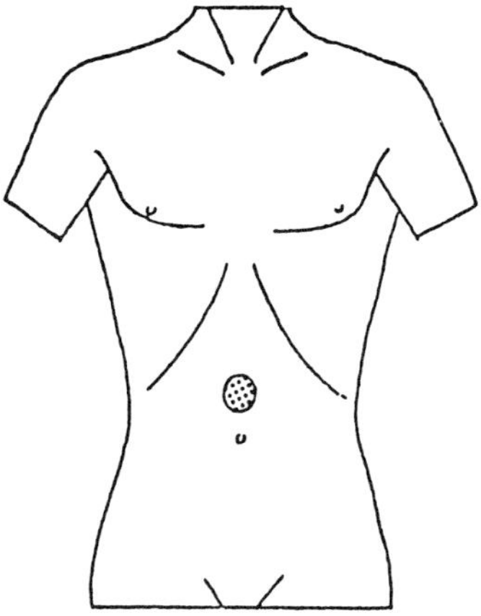

Abb. 48: Kleine Lymphschwellung der Gekrösewurzel = Radixödem

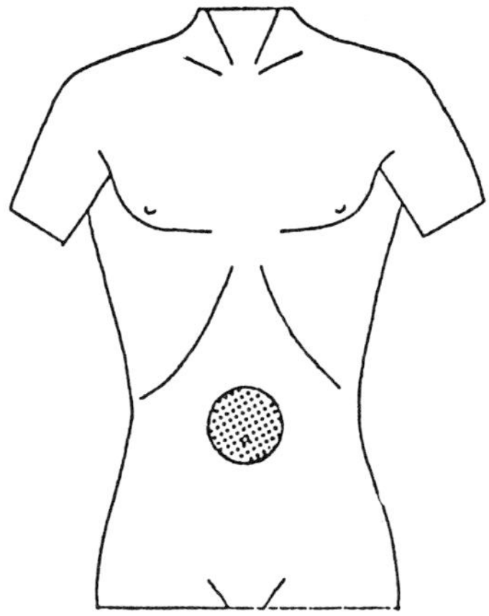

Abb. 49: Große Lymphschwellung der Gekrösewurzel = Radixödem

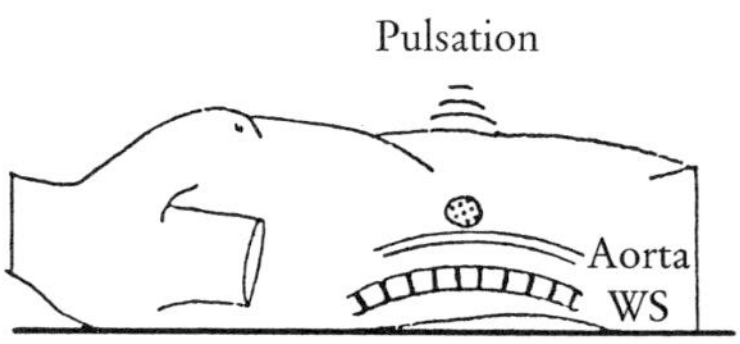

Abb. 50: Kleines Radixödem, welches die Pulsation der darunter liegenden Aorta überträgt und „handnah“ erscheinen läßt.

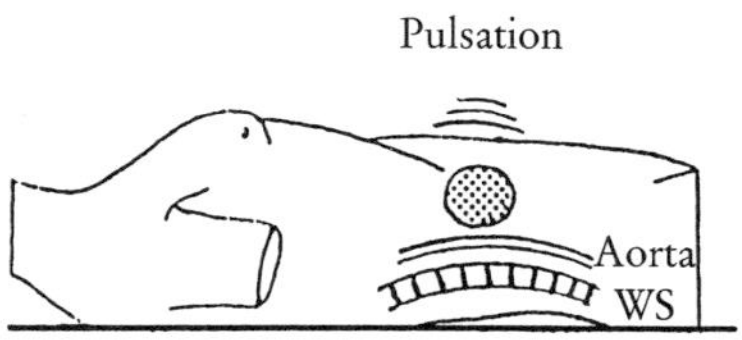

Abb. 51: Großes Radixödem mit handnaher Pulsation

Abb. 30 die praktische Bedeutung des krankhaft gestauten Lymphsystems zusammenzufassen. Auch diese Darstellung muß vorläufig noch als hypothetisch gelten, obwohl der Erfolg der Lymphbehandlung, die ich seit Jahren praktiziere, für diese Theorie spricht.

Perkussion (Abklopfen)

Die Untersuchung des Abdomens durch Beklopfen (Perkussion) wird nach der bewährten, heute üblichen Methode vorgenommen, wobei besonders auf Leber- und Milzgröße, auf etwaige meteoristische Blähungen, auf Aszites, Blasenvergrößerung, Uterustumoren u. a. zu achten wäre.

Eine vollständige Untersuchung des Bauchraumes soll durch eine rektale und bei Frauen zusätzlich durch eine gynäkologische Austastung abgeschlossen werden. Hierbei ist einerseits auf rektale Veränderungen, wie Obstipationszeichen durch verhärtete Kotmassen und auf Hämorrhoidenstauung zu achten, andererseits bei der gynäkologischen Untersuchung Senkung und Verlagerung von Uterus und Blase zu berücksichtigen. Gleichzeitg kann häufig der ptotisch gesenkte Dünndarm bzw. das Ileum getastet werden.

Als Abschluß der Bauchraumuntersuchung ist die

Inspektion des Thorax (Brustkorbes)

zu werten. Eingangs wurde angedeutet, daß der Bauchraum häufig nicht harmonisch in den Thorax übergeht, wie es sein sollte, sondern durch Aufwölbung des Rippenbogens oder durch Rippenbogenverformung, z.B. durch Eckenbildung u.a. rein visuell als unschön auffällt (vgl. Seite 14 bis 17, Abb. 2 bis 6). Weiterhin ist häufig eine Verformung des Brustbeines (Sternum) etwa in Form der Trichterbrust oder ein Hervortreten des Schwertfortsatzes (Xyphoid), welcher nach außen vorgewölbt ist, nachweisbar. Auch der Rippenwinkel, der im spitzen Winkel von ca. 30/40° verlaufen sollte, wird ausgeweitet bis zum stumpfen Winkel gefunden und nimmt manchmal nicht gerade 180°, aber doch bis zu 150° an (vgl. Seite 14, Abb. 2, 3 und 4).

Die äußere Thoraxform, die leicht konisch sich verjüngend in die Taille einmünden sollte, wird häufig faßförmig oder gar keilartig erweitert in der Gürtellinie gefunden. Dies alles sind Auswirkungen des Bauchraumes, wobei durch Erkrankungen der Intestinalorgane mit Verlängerung und Erweiterung des Magens, des Darmkanals und der meteoristischen Folgen zunächst auch konsekutiv der Thorax verformt wird.

Abschließend soll noch angedeutet werden, daß sich bei einseitigen Darmprozessen, wie etwa meteoristischen Flexurenerkrankungen, eine Skoliose (seitliche Verbiegung der Wirbelsäule), wie z.B. die heute so verbreitete S-förmige Skoliose der Brustwirbelsäule ausbilden kann.

Abb. 52 zeigt die Krümmung der WS, wobei die Verformung durch die Stärke der Abdominalerkrankung, d.h. durch die vorwiegend *einseitige* Blähsucht der Bauchraumorgane bedingt ist. Keine Blähsucht bzw. eine doppelseitige Blähsucht läßt niemals eine S-förmige Skoliose entstehen, wenn man von der äußerst selten angeborenen Fehlbildung der Wirbel-

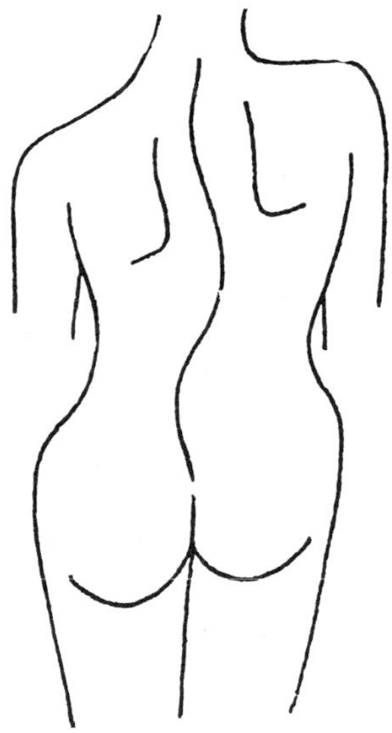

Abb. 52

körper (wie das Lehrbuch behauptet) absieht, die ich noch nie sah! Und auch die Rachitis hat keine primär-ursächliche Bedeutung – wie behauptet –, wirkt sich allerdings, wenn sie hinzukommt, verstärkend auf die durch einseitige Blähsucht ausgelöste Skoliose aus.

Vollwerternährung

Zunächst ein Überblick über die heute geübte Ernährungsweise, die allgemein (und häufig leider auch vom Ernährungswissenschaftler) recht unwissenschaftlich als „Mischkost" bezeichnet wird, womit die übliche Kostform gemeint ist.

Die Zusammensetzung der heutigen (= falschen) und der anzustrebenden (= richtigen) Nahrungsanteile von Kohlenhydraten, Fetten und Eiweißstoffen:

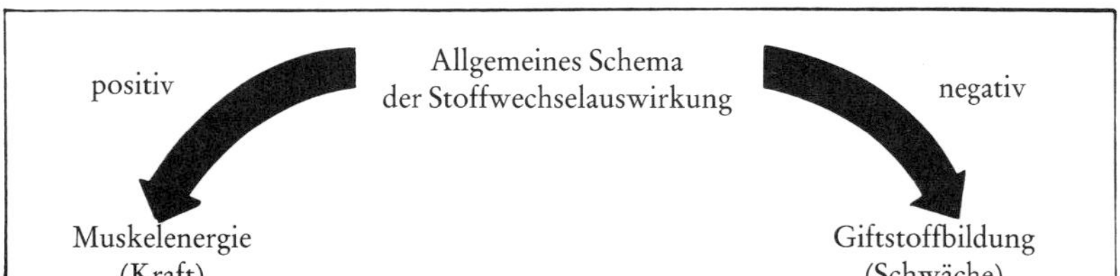

Abb. 53

Heute übliche Nahrungszusammensetzung

Kohlenhydrate	Fette	Eiweiße
35–40 %	40 %	20–25 %

erzeugt

Übergewicht (od. Untergewicht)
Leistungsschwäche
Stoffwechselgifte
(= *Krankheit*)

Abb. 54

Anzustrebende Nahrungszusammensetzung

Eiweiße	Fette	Kohlenhydrate
5–10 %	20 %	70–80 %

erzeugt

Ideale Körpermaße
Kraft und Ausdauer
keine falschen Stoffwechselprodukte
(= *Gesundheit*)

Ideale Richtung, auch für Sportler, Leistungsbewußte, Intellektuelle (z. B. Büroarbeit), Schönheitsbewußte, Schwangere, chronisch Kranke die gesund werden wollen, – also für alle Menschen, die ein gesundes u. frohes Leben anstreben.

Abb. 55

Betrachten wir jetzt die Nahrungsbestandteile noch im einzelnen, um deutlich zu erkennen, welche Zusammensetzung für unsere Gesundheit wichtig ist und welche Bestandteile gewählt werden sollen.

Kohlenhydrate

erzeugen

aus dem vollen Korn (Weizen, Roggen, Hafer, Gerste), Salate und rohe Gemüse, Kartoffeln.

ideale Körpermaße
Kraft u. Ausdauer,
keine falschen
Stoffwechselprodukte
(= *Gesundheit*)

erzeugen

raffinierte, d. h. von Schale u. Keimling befreit, Weißmehl, Haushaltszucker, Obstzucker, Obstsäfte, Cola, Limonade, Kakao usw.

Übergewicht
Leistungsschwäche
Stoffwechselgifte
(= *Krankheit*)

Abb. 56

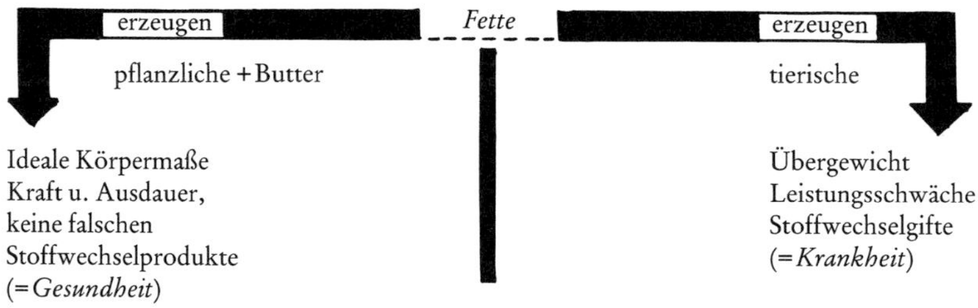

Abb. 57

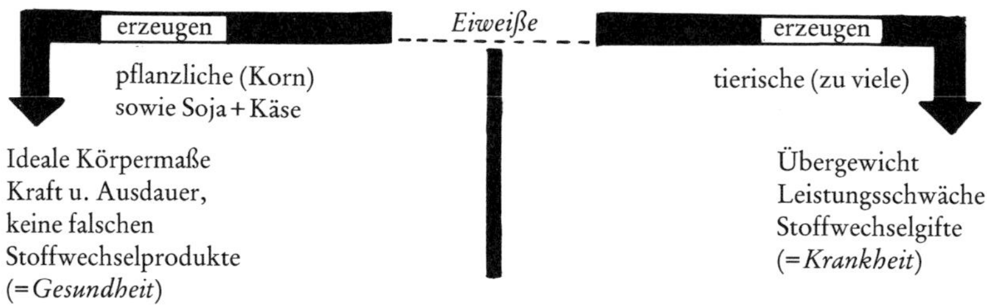

Abb. 58

Aus den Abb. 53–58 geht hervor, daß es viele Faktoren gibt, die unser Leben beeinflussen. Aber auch die Erbanlagen – hier nicht dargestellt – spielen für unser Befinden und unseren Organzustand eine gewisse Rolle. Und damit entschuldigen wir uns gern.

Tatsächlich hängen Krankheit oder Gesundheit weit mehr davon ab, wie wir leben, insbesondere wie wir essen, als davon, welche genetische Veranlagung wir mitbekommen haben.

- Ein Mensch mit einer *guten* Erbanlage und einer *falschen* Lebensweise erkrankt und stirbt früher, als ein Mensch mit einer *schlechten* genetischen Ausstattung und einer biologisch *richtigen* Lebens- und Essensweise.

Ich weiß, daß diese These heute als schockierend empfunden wird, weil wir die

Eigenverantwortlichkeit

für unser Leben nicht gerne übernehmen und lieber dem *großen Unbekannten* die Verantwortung zuschieben. Aber diese These, die meines

Erachtens eine Tatsache ist, stellt zugleich die Hoffnung für Kranke dar, die sich ernsthaft um ihre Heilung bemühen.

Die Nahrung soll so „natürlich" wie möglich, d. h. sie soll *nicht* bzw. nicht falsch bearbeitet sein. Hier wäre in erster Linie die denaturierende Bearbeitung von Getreide, Gemüse, Früchten und Fetten gemeint, also: Getreide ohne Schale und Keimling, d. h. raffiniertes Weiß-, Misch- oder Schwarzmehl (das haltbar ist), *statt dessen:*

Vollkorngetreide aus Weizen, Gerste, Hafer, Roggen usw.

Gemüse als Konserven bzw. wie heute üblich stundenlang *weich* gekocht, *statt dessen:*

Gemüse **roh,** wie es gewachsen ist – als Salat zubereitet.
Obst, gekocht oder konserviert in Gläsern oder Büchsen haltbar gemacht, *statt dessen:*

Nur **frisch** (wie es wächst) auf den Tisch.

Fette heißgepreßt und konserviert. Ein solches Fett hält sich jahrelang, es wird nicht ranzig und ist damit für die Verbrennung wertlos, ja sogar schädlich, *statt dessen:*

Kaltgeschlagene, nicht erhitzte Fette und Butter.

Das Getreidekorn

Das volle Getreidekorn ist der *wichtigste Faktor* unserer Gesundheit, es soll möglichst oft, z. B. dreimal täglich, konsumiert werden. Es liefert alle wichtigen Nährstoffe und regt die Verdauungsvorgänge, besonders der Peristaltik, *ideal* an. Ob es roh oder gekocht besser vertragen wird, hängt von dem Gesundheits- bzw. Krankheitszustand des Verdauungsrohres ab.

Es hat wunderbare Eigenschaften:

1. In kurz gekochtem Zustand (z. B. als Körnersuppe) bringt es den krankhaft entzündeten Verdauungskanal zur Ausheilung.
2. In rohem Zustand (z. B. als Müsli oder gekeimt) ernährt es uns vollwertig. Es schmeckt, richtig zubereitet, sehr gut und macht uns leistungsfähig *und* gut gelaunt!
3. Auch in vorsichtig verarbeitetem Zustand (als Vollkornbrot oder Vollkornpfannkuchen) ist es weitgehend vollwertig.

Naturbelassenes Vollkorngetreide (Weizen, Gerste, Hafer, Roggen, Mais usw.) darf also als Ernährungsgrundlage zu *keiner* Mahlzeit und in *keiner Familie fehlen.*

Nahrung ist gesund, wenn sie nicht gärt, sondern zügig transportiert wird und die peristaltischen Funktionen durch Ballaststoffe, wie sie uns Vollkornprodukte, Gemüse, Salate und Obst liefern, anregt. Durch konzentrierte Nahrungsmittel wie z.B. Haushaltszucker, Säfte wird das nicht erreicht.

Der Zucker

Eine Sonderform der Kohlenhydrate stellt der Zucker dar, der Haushaltszucker. Er wird aus Zuckerrüben, aus Zuckerrohr oder aus Früchten hergestellt.

Aus einem *Naturprodukt*, nämlich Zuckerrübe, Zuckerrohr und Obst, wird durch Bearbeitung (Extraktion, Erhitzen, Kochen usw.) ein Kunstprodukt gewonnen, das mit seinem Ausgangsprodukt überhaupt nichts mehr zu tun hat. Es fehlt ihm seine Naturbelassenheit, es ist ein Konzentrat eines Naturproduktes und dafür hat der Mensch keinen (Konzentrat-) Verdauungssaft. Oder anders ausgedrückt: Ein Nahrungsstoff soll uns nicht nur erfreuen, er soll auch physiologisch (= natürlich) sein und das ist ein Kunstprodukt nicht.

Und warum nicht?

Der Sinn des Eßtriebes ist wohl nicht (nur) in der Genußsucht (Reklame: Zucker versüßt das Leben) zu suchen, er ist auf die Erhaltung des Lebens ausgerichtet. Wenn die Speise das Geschmackszentrum Mund verlassen hat, hat sie noch acht Meter Verdauungskanal vor sich und hier richtet Zucker großen Schaden an. Dem Extrakt Zucker fehlt die Masse, die den Darm in Bewegung, d.h. in Peristaltik versetzt. Er bleibt zu lange im Verdauungskanal liegen und zersetzt sich, wobei er in Gärung übergeht und große Mengen Gasblasen entstehen, die sich als Blähungen zeigen. Das schmerzt nicht nur, sondern erzeugt auch Giftstoffe im Darm, die sich als Stoffwechselgifte im Blut niederschlagen.

Wie sich das mit der Masse verhält, kann man mit einem kleinen Versuch selbst feststellen: Man gibt Zucker in Wasser, wobei sich der Zucker bekanntlich unsichtbar auflöst. Wo also ist die Masse, die der Darm für seine Peristaltik braucht?

Zucker (= Saccharose) ist ein Disaccharid, welches aus Glukose und Fruktose besteht. Diese Bestandteile sind selbstverständlich auch in den „amorphen“ (= strukturlosen) Lösungen enthalten, aber sie enthalten keine Ballaststoffe, d. h. keine Substanz, die der Darm für seine Funktion braucht.

Zucker ist nicht nur „ohne Masse“, er ist auch die stärkste Gärsubstanz und der größte Störenfried des Darm-pH-Wertes, wodurch auch langsam die natürliche Darmflora schwerstens gestört wird.

Ich kenne – langfristig gesehen – keinen wirksameren Feind unserer Gesundheit und keinen besseren Förderer unserer Krankheit!

Die Milch

Ein weiteres *heißes Eisen* unserer Ernährungsgewohnheiten ist die

Kuhmilch!

Sie enthält fast alle wichtigen Bestandteile unserer Nahrungsbausteine, darüber sind sich alle Ernährungsexperten einig, auch ich zweifle nicht daran. Aber:

Muß etwas, was alle lebenswichtigen Stoffe enthält, auch verwertbar sein? Sind die vielleicht 12781 Einzelteile, aus denen ein Auto bestehen mag, bereits ein fahrbares Auto? Sind Backsteine, Zement, Balken und Ziegel bereits ein fertiges Haus?

Auf die Verwertung, auf die Verwertbarkeit kommt es an. Und hier mangelt es der Kuhmilch gewaltig!

Milch – ich rede von der *Kuh*milch, nicht von der *Mutter*milch und nicht von Milch*produkten* – kann, z. B. auch wegen Laktasemangels u.a., nur in seltenen Fällen problemlos abgebaut werden, vielmehr bleibt sie oft stundenlang im Magen liegen, wobei sie in Fäulnis übergeht und den Magen empfindlich reizt und die nachfolgenden Verdauungsvorgänge gravierend stört.

Man weiß heute, daß die Kuhmilchallergie sehr weit verbreitet ist und ein Leben lang – oft latent – vorhanden sein kann. Auch die natürliche Sterilität des oberen Dünndarms soll durch sie gestört werden und viele andere Störungen werden in der Weltliteratur ventiliert, wie z. B. psychische und physische Störungen fast jeder Art. Vieles ist Hypothese. Der exakte Beweis wird uns wahrscheinlich nie gelingen.

Meine Bewertung:

1. Muttermilch ist ideal zusammengesetzt und ideal verwertbar, also ideal für den Säugling.
2. Für Kuhmilch gilt etwa folgende Überlegung: Obwohl sie viele Nahrungsstoffe in guter Zusammensetzung enthält, ist sie nicht aufschließbar, sie stört den Verdauungsvorgang im Magen und Darm. Das Kalb hat vier Mägen, um die Milch aufzuschließen, zu verdauen, der Mensch nur einen! Der Mensch kann auch kein Gras verdauen. Die Milch ist der größte Feind unseres Lymphsystems. Sie blockiert dieses System. Sie gehört also nicht zur richtigen Lebensweise.

Über die Anzahl der täglichen Mahlzeiten

Von allen Ernährungsexperten hören wir heute, man solle alle zwei Stunden eine kleine Mahlzeit zu sich nehmen, drei große Mahlzeiten pro Tag seien falsch.

Wie kommt diese (falsche) Meinung zustande und wie ist das physiologisch zu erklären?

Unsere Wissenschaftler haben beobachtet, daß bei den meisten Menschen etwa zwei bis drei Stunden nach dem Essen ein gewisses Schwächegefühl auftritt, das wieder verschwindet, wenn man eine Kleinigkeit ißt. So haben sie sich entschlossen, daß es besser sei, fünf oder sieben kleine Mahlzeiten zu empfehlen, statt drei große.

Das ist wissenschaftlich gesehen theoretisch durchaus korrekt. Die Aufgaben der Wissenschaft bestehen darin, erarbeitetes Wissen und praktische Beobachtungen systematisch zu ordnen und daraus Rückschlüsse zu ziehen.

Hier macht sich der Unterschied zwischen Theorie und Praxis bemerkbar. Bei dieser Empfehlung fehlt die Praxis, in diesem Falle die Physiologie (= Lehre von den *normalen* Lebensvorgängen).

Physiologisch gesehen ist es nämlich ein *Riesenunterschied*, ob unsere Verdauungsdrüsen, die nur alle fünf Stunden hochwertige Säfte bereitstellen können, drei-, fünf- oder siebenmal am Tag beansprucht werden.

Durch die bestehende vermehrte Gärung im Magen wird eine körperliche Schwäche ausgelöst, die kurzfristig durch Nachschub beseitigt wird, aber den Teufelskreis Schwäche – Gärung unterhält.

Die krankhaft vermehrte Gärung kommt zustande, weil der Magen entzündlich verändert ist und zum Schutz der Schleimhaut (sauer würde die entzündete Schleimhaut angreifen [Ulkus!]) große Mengen neutralisierenden Schleim bildet. Der Magen versucht nun durch vermehrte Peristaltik den krankhaft zersetzten Speisebrei zu entleeren, was ihm aber infolge Störung der pH-Werte nicht gelingt, d. h. der Magenausgang öffnet sich nicht. Bei diesen „frustranen" Kontraktionen des Magens werden möglicherweise auch Giftstoffe ins Blut „gepreßt". Auf jeden Fall ist dieser krankhafte Gärungszustand des Magens die *Ursache* für die Schwäche. Hier muß gehandelt werden. Das haben meine Untersuchungen ohne jede Ausnahme ergeben. Ist die Entzündung beseitigt, gibt es keine frustranen Kontraktionen mehr und die Schwäche hört auf!

Physiologisch richtig ist es daher:

Nahrungsaufnahme: Dreimal täglich, mit fünf Stunden Nahrungskarenz dazwischen, d.h. keinerlei Nahrungsaufnahme während der fünf Stunden!

Vollwertige Kost

Einzelheiten sind den entsprechenden Kochbüchern zu entnehmen (z.B. Schnitzer-Intensivkost und Normalkost, Schnitzer Verlag, St. Georgen, Schwarzwald).

Morgens: *Frischkornbrei*

Frühstücksmüsli von ca. 60– (100) g rohem Korn. Alle Kornarten nach Geschmack und Belieben sind erlaubt: Weizen, Hafer, Gerste, Roggen, usw.

Zubereitung:

fein, mittel oder grob mahlen, in ca. 100 g Wasser abends einweichen, über Nacht zugedeckt (evtl. im Kühlschrank) stehen lassen. Morgens einen Apfel roh auf Metallreibe hineinreiben, evtl. Zitronensaft einer halben Zitrone und weiteres Obst der Jahreszeit (ca. 200–300 g) zugeben, z.B. Erdbeeren, Trauben, Aprikosen, Pfirsiche, Orangen, Bananen usw. Auch eine kleine Menge Nüsse ist erlaubt.

Für Feinschmecker: bei Bedarf einen EL Sahne, ein bis zwei EL Joghurt, Sauermilch oder 1 TL Crème fraîche, evtl. etwas Süßstoff (Saccharin oder

Natreen). Dies ist das beste Frühstück! Es bringt 50 % Gesundheitsgewinn.

Ersatzweise:

Vollkornbrot, Butter, Brotaufstrich (Tarex, Alevita), *kein* Honig, *keine* Marmelade.

Getränke:

Malzkaffee, Bohnenkaffee, Tee jeder Art nach Belieben mit etwas Sahne, evtl. Kunstsüßstoff.

Mittags:

Vorrangig *Salate und Körner.*

Frisches Obst jeder Art, auch als Obstsalat, ist als Nachtisch erlaubt.

Salate:
Menge ca. 200–300 g pro Person, angemacht mit Obstessig, Distelöl, Kräutern (Dill, Schnittlauch), jodiertem Meersalz, Aromat oder Fondor, Maiskörner. Für Feinschmecker eine kleine Menge Crème fraîche (Salatplatte zur Sekretionsanregung und zur Verhinderung der Verdauungsleukozytose *voraus* essen!), anschließend:
Getreide geschrotet und eingeweicht als Brei, Suppe oder gebacken, wie Pfannkuchen zubereitet, oder in gekeimter Form sowie Vollreis, Vollkornnudeln oder Kartoffeln gekocht, auch als Auflauf erlaubt.
Gedämpfte Pilze in Soße verfeinern den Geschmack.
Gemüse sollte möglichst nur roh als Salat gegessen werden. Ausnahme: Spargel, Chicorée und Bohnen.

Fleisch, Fisch und *Ei* sind nicht erwünscht und bei Getreideernährung (3 x täglich) zur Eiweißversorgung nicht nötig. Es kann jedoch bei Bedarf und Verlangen 1–2 (–3)mal pro Woche die Hälfte der üblichen Menge, jedoch kein Schweinefleisch gegessen werden. Es sollte aber *in jedem Falle* Getreide, z.B. eine halbe Portion Müsli zur Peristaltikanregung mittags dazu gegessen werden. Evtl. auch gekeimtes Getreide zusätzlich verabreichen.

Abends:

Salat, Vollkornbrot, Butter, Aufstrich

Die warme Hauptmahlzeit soll möglichst mittags gegessen werden. Es kann aber die Mittags- gegen die Abendmahlzeit bei Bedarf ausgetauscht oder nur kalt gegessen werden.
Kleiner *Salatteller* von ca. 100 g oder Tomaten, Rettich, Radieschen, Gurken usw.
Vollkornbrot mit Butter und Tartex, Pflanzenwurst, Alevita, Käse usw.
Körnersuppe besonders bei Magenempfindlichkeit aus geschrotetem, eingeweichtem vollwertigem Getreide, auch als Brei oder leicht angebraten erlaubt.
Getränke: Wasser, Mineralwasser, Tee, Kaffee, Bier, alkoholfreies Bier (nicht Malzbier), sowie kleine Mengen Wein (weiß oder rot nach Geschmack).

Beachte: Auch vom Erlaubten nur solche Speisen konsumieren, die einem gut schmecken, was nicht schmeckt ist nicht erwünscht. Nur was gut schmeckt wird gut verdaut! Ebenso soll man meiden, was einem erfahrungsgemäß nicht gut bekommt, auch wenn es schmeckt! Leider ist unser Geschmack durch falsche Gewohnheit häufig fehlgeleitet; aber nach einer längeren Ernährungsumstellung ändert er sich wieder zum Positiven.

Meine Bewertung der Vollwertkost

Die Vollwertkost kann von jedermann und überall ohne Schwierigkeiten durchgeführt werden.

Sie erzeugt vollwertige Stoffwechselprodukte und hilft mit, die heute so verbreiteten „Risikofaktoren" zu vermindern.

Sie fördert die Bildung eines gesunden und nicht mehr störenden Bauchraumes.

Sie sorgt für ein Sättigungsgefühl von fünf bis sieben Stunden und verleiht eine geradezu unvorstellbare Ausgeglichenheit, sowohl körperlicher als auch psychischer Art, von der Kindheit bis zum Alter.

Beginnen Sie noch heute!

Grundsätzliche und ursächliche therapeutische Maßnahmen

Da ich den kranken Verdauungstrakt als zentrales Problem schlechthin betrachte, muß die Therapie bei chronischen Krankheiten sowohl umfassend als auch dem speziellen Krankheitsfall angepaßt sein.

Im folgenden soll übersichtlich dokumentiert werden, welche Wege beschritten werden können, um bei chronischen Krankheitsfällen eine ursächliche Behandlung einzuleiten. Hierbei wird nicht berücksichtigt, daß selbstverständlich jedes Krankheitsbild individuell therapiert werden muß; hier wird nur mitgeteilt, welches *Therapieschema* grundsätzlich für mehr oder weniger alle Krankheiten gültig ist. Es soll ein Überblick über meine therapeutischen Empfehlungen in Kurzfassung vermittelt werden.

Beginnen wir in der Reihenfolge, die im vorausgegangenen eingehalten wurde:

Therapie des kranken Magen-Darmkanals

Hier sind verschiedene Dinge erforderlich, die zusammenwirken müssen. Es muß eine Diät, d. h. eine Ernährungsweise gefunden werden, die zwei grundsätzliche Gegensätze vereinigt, nämlich: Der entzündliche veränderte Magen-Darmtrakt muß durch *Schonung ausgeheilt* und der atonisch erschlaffte Kanal muß gleichzeitig peristaltisch durch *Anregung in Gang* gebracht, die Darmbewegung beschleunigt werden. Es müssen also Schonung und Übung vereint werden, um den Verdauungskanal in seine normale Funktion zu überführen. Ich habe sehr lange gebraucht, dieses Problem zu erkennen. Dabei haben mir jahrzehntelange Beratungen durch ein benachbartes Röntgeninstitut geholfen, in dem meine Patienten durch die sogenannte Magen-Darm-Passage (MDP) untersucht wurden. Bei der MDP wird ein Bariumbrei schluckweise getrunken und das Fortschreiten des Breis in den Gedärmen verfolgt, wodurch gleichzeitig Gestalt und Form des Magens und Darm sichtbar werden und auch das Innere, also die Schleimhaut (z. B. entzündlich oder atrophisch verändert) beurteilt werden kann. Nachdem geklärt war, daß dort bei *allen* chronischen Krankheiten krankhafte Befunde festgestellt werden, erhob sich die schwierige Frage nach der Therapie.

In Zusammenarbeit mit Dr. *J. G. Schnitzer* ist es endlich gelungen, allmählich zu erkennen, daß es hier nur eine wirksame Methode gibt, die zum Erfolg führt!

Die als Suppe zubereiteten Getreidekörner!!

Das so verarbeitete Getreide bewirkt einerseits durch den *gekochten* Zustand die Schonung der Schleimhaut und des gesamten Verdauungssystems, regt andererseits aber infolge des Gehaltes des nicht geschälten Getreides, durch seine *Masse* (Schale und Keimling) die Bewertung, also die Peristaltik an, beides Voraussetzung für eine erfolgreiche Ausheilung des kranken Magens und Darms. Und das einige Zeit lang. Also:

1. *Drei Wochen lang* morgens, mittags und abends eine Getreidesuppe aus Hafer, Weizen, Gerste oder Roggen, aus vollem Korn, ohne andere zusätzliche Speisen.

Wichtig:

Die Suppe, die dick oder dünn sein kann, muß gut schmecken (nur was gut schmeckt wird gut verdaut), soll mit beliebigen Brühen z. B. Gemüsebrühe oder auch gekauften Fertigbrühen je nach Geschmack hergestellt werden und kann etwa 60–100 g oder auch etwas mehr Getreide enthalten. Man kann sich also satt essen.

In den meisten Fällen wird die Kur vom Patienten akzeptiert – es gibt natürlich Ausweichmöglichkeiten – und führt innerhalb von drei Wochen schon zu erstaunlichen Befindungs- und Befundänderungen. Danach folgt die

2. Aufbaukost, die ebenfalls für drei Wochen durchgeführt werden muß und die neben dem gekochten Getreide auch allmählich Rohes, auch rohe Salate und rohe Gemüse sowie später Vollkornbrot *schrittweise* einführt.

   Morgens eine Getreidesuppe, die schrittweise durch einen rohen Frischkornbrei, also durch das Müsli ersetzt wird (geschrotetes Korn mit 1 geriebenen Apfel und evtl. verschiedenem frischen Obst und Nüssen).

   Mittags rohe Salate je nach Geschmack, mit 100 g beginnend, auf ca. 300 g ansteigend. Pfannkuchen aus dem vollen Korn; Hafer, Weizen, Roggen, Grünkern, Gerste usw. schroten, mit gut schmeckender Brühe einweichen und wie die üblichen Pfannkuchen herausbacken. Die Menge richtet sich nach dem Bedürfnis und der Verträglichkeit, im allgemeinen reichen 100 g.

Es ist erstaunlich, daß sowohl Müsli als auch Getreidepfannkuchen fast immer große Zustimmung finden und diese Diät – die ja eigentlich gar keine ist, sondern eine gesunde Ernährung – auch sehr gut vertragen wird.

Abends Getreidesuppe oder das Müsli je nach Laune und Geschmack und später vielleicht nach sechs oder acht Tagen Vollkornbrot mit Butter und Reformhausaufstrich, je nach Krankheitsfall auch mit Käse.

3. Entsprechend der Besserung des lokalen Befundes kann die Nahrung langsam erweitert werden, bis der Patient schließlich zur „vollwertigen" Kost übergehen kann (s. S. 90–100).

Als lokale Maßnahme für den kranken Darm verordne ich:

Warmwassereinläufe mit einem Irrigator,

die abends vor dem Schlafengehen vier Wochen lang durchgeführt werden müssen. Auch hierbei erlebt man erstaunliche Befund- und Befindensänderungen, obwohl der Patient anfänglich von der Zumutung, solche Darmeinläufe vier Wochen lang machen zu müssen, nicht begeistert ist. Im nachhinein jedoch zeigt er sich mit dem Erfolg dieser für ihn unangenehmen Methode sehr zufrieden.

Weniger deutlich kam bisher zum Ausdruck, daß die Funktion unserer Eingeweide neben der Mechanik auch weitgehend von biochemischen Vorgängen abhängig ist. Hiermit meine ich die Funktion der Drüsen im Bauchraum und im ganzen Körper, die innere Sekretion, die Säure-Basen-Verhältnisse (pH-Werte), kurz alle echten chemischen, möglichst natürlichen = biochemischen (!) Prozesse.

Für biologische Ärzte sind diese von zunehmendem Interesse. Die Darm-pH-Werte spielen für den Aufbau und Erhalt der natürlichen Darmflora, der Darmbakterien, deren Zahl auf 100 Billionen geschätzt wird, eine entscheidende Rolle. Der größere Teil des menschlichen Stuhlganges besteht nicht etwa aus der Nahrung, sondern macht die abgehende – hoffentlich gesunde – Bakterienflora aus.

Es gibt Ärzte, die der Darmflora eine entscheidend wichtige Rolle beimessen. Sie vermuten, daß krankhafte Darmbakterien das Darmlymphsystem angreifen und zerstören, wobei gerade viele chemische Medikamentenstoffe (auch Antibiotika und Sulfonamide) dafür verantwortlich sein sollen. Für den Aufbau einer natürlichen Darmflora verordne ich einen Bittertee und ein flüssiges Bittermittel (Biovent-Tee, Biodigest).* Diese biologischen Medikamente, die zwischen den Mahlzeiten genommen werden, beseitigen auch das häufig auftretende Schwächegefühl. In diesem Zusammenhang sei nochmals auf die überragende Bedeutung der Lymphorgane als Abwehrsystem hingewiesen (vgl. Seite 57, Abb. 31) und auf meine Untersuchungen über die Schwellung im Dünndarmaufhängeapparat (Radix mesenterii), die ich hypothetisch als Lymphstauung ansehe und als Radixödem (vgl. Seite 51, Abb. 27 und 28) bezeichnet habe.

Das Lymphsystem, besonders das Darmlymphsystem – bisher Tabula rasa in der Medizin – rückt jetzt also in den Vordergrund und wird in den nächsten Jahren mit Sicherheit seine grundsätzliche Lebensbedeutung zeigen.

Therapie des kranken Blutes

Auf den Seiten 43 bis 45 habe ich geschrieben, daß das Blut bei allen chronischen Krankheiten in den unterschiedlichsten Meßwerten krank gefunden wird und habe dies darauf zurückgeführt, daß krankhafte Stoffe infolge falscher Ernährung und falscher Verarbeitung im Darm gebildet und ins Blut aufgenommen werden.

Auch hier überschneiden sich praktisch einige Befunde. Und jetzt der Reihe nach.

Wird der Venendruck (vgl. Seite 71, Abb. 36) als zu hoch festgestellt, oder ist die Viskosität des Blutes erhöht, so wird eine

Blutentnahme, ein Aderlaß also

durchgeführt. Es ist mir bekannt, daß diese Maßnahme keine Dauerwirkung hat (Blut wird rasch ersetzt), aber ich führe diesen Aderlaß bei vielen Patienten anfänglich wöchentlich einmal während eines Vierteljahres durch und man sieht deutlich eine Besserung des Befindens und eine nachweisbare Änderung der Befunde.

Wie positiv sich der Aderlaß auswirkt, beweisen eine ganze Reihe von Patienten, die mich ein- oder zweimal im Jahr aufsuchen und spontan aussagen: „Mir geht es zwar gut, aber ich brauche mal wieder einen Aderlaß."

* beide Spezialmittel sind Hausmittel der HANSA-Apotheke, 6800 Mannheim 1, P 3, 7 und dort erhältlich.

Ich kann ihn in seiner Einfachheit, seiner Natürlichkeit und seiner Ungefährlichkeit gar nicht hoch genug loben, obwohl es auch einmal zu einem Zwischenfall, also einem ohnmachtsähnlichen Zustand dabei kommen kann. Dieser ist allerdings nicht vom „Blutverlust“, sondern von der Psyche, also vegetativ (nervlich) bedingt. Dies vermeide ich vor allem dadurch, daß ich anschließend an die Entnahme eine

physiologische Kochsalzlösung infundiere,

wodurch der Kreislauf angeregt und gleichzeitig die Viskosität verbessert wird. Diese Maßnahme hat sich auch in der Unfallmedizin gut bewährt. Der Kreislauf wird durch das „Wasser“ wieder aufgefüllt und etwaige Zeichen der Bluteindickung, z. B. auch der Polyglobulie, werden objektiv verbessert. Unter Polyglobulie versteht man eine Vermehrung der festen Bestandteile des Blutes, der roten Blutkörperchen also, eine Vermehrung von Blutfarbstoff (Hb), von Blutplättchen (Thrombozyten) usw. Diesen Vorgang bezeichnet man als rheologische Störungen (Veränderungen der Fließeigenschaften). Die Versteifungen der roten Blutkörperchen und plasmapathologische Störungen, etwa Hyperglykämie (Vermehrung von Zuckerstoffen), Hyperlipämie (Vermehrung von Fettstoffen), Fibrinogenanstieg (Blutgerinnungsfaktor I) beweisen, daß es tatsächlich „dickes“ und „dünnes“ Blut gibt.

Allerdings bin ich der Ansicht, man solle solche Fluiditätsstörungen besser mit natürlichen Methoden behandeln und medikamentöse „Verdünner“ (z. B. Naftidrofuryl) auf Notfälle (z. B. Hörsturz) beschränken (die ich in diesem Falle auch einsetze). Man müßte immer bestrebt sein, alle „lebenslangen“ Tabletteneinnahmen zu vermeiden und auf natürliche (= ursächliche) Therapiemethoden umzusteigen.

Therapie der Darmrückflußsysteme

Der Blutkreislauf, der auch für die Ver- und Entsorgung des Darms eine große Rolle spielt, wird in seiner Funktion der Aufnahme von Verdauungsstoffen durch zwei wichtige „Ableitungssysteme“ aus dem Darm unterstützt, und zwar durch das Pfortader- und das Lymphsystem. Beide Systeme sind Einwegsysteme (Einbahnstraßen) und bringen die vom Darm teilverarbeiteten Nahrungsbausteine über die Pfortader zur Leber, bzw. über die Darmlymphgefäße und über den Ductus thoracicus (Milchbrustgang) ins Blut.

Wie schon beschrieben, werden diese Systeme bei chronischen Krankheiten häufig gestaut gefunden, sie müssen also entstaut werden; keine leichte Aufgabe, denn sie können ja nicht, wie der Blutkreislauf, direkt von außen erreicht werden.

1. Das venöse Pfortadersystem

kann also nur indirekt, nämlich über den Blutkreislauf und durch Entlastung der Leber – dort mündet die Pfortader ein – angegangen werden. Die Pfortader wird durch zuviele und falsche Stoffe aus dem Darm überfüllt und kann durch ein vermindertes toxisches Stoffangebot entlastet werden. Weiterhin kann die Verbesserung der Leberfunktion die Beschleunigung des Abbaus bewirken.

Maßnahmen wie am Blutkreislauf, wo der Aderlaß das System direkt entlastet, sind also nicht möglich, es kann hier nur um die Zufuhr zum System verringert und die Abfuhr aus dem System erleichtert werden. Das bedeutet, daß der Darm geheilt, die Leberfunktion verbessert und das Blut „dünnflüssiger" gemacht werden müssen, um die in der Leber verarbeiteten Stoffe besser abführen zu können. Neben der beschriebenen Diät wirken hier also auch der Aderlaß und die physiologische Kochsalzlösung, aber es werden auch biologische, etwa Vitamine, und homöopathische Medikamente der intravenösen Behandlung beigegeben. Sie dienen einer Verbesserung der Leber- und Drüsenfunktion sowie der Immunabwehr- und der Aufbaufunktion.

2. Therapie des Lymphsystems (syn. Lymphgefäßsystem)

Auch dieses System kann nicht von außen direkt beeinflußt werden, sondern muß indirekt über den Blutkreislauf erreicht werden. Im Laufe der Jahre hat sich gezeigt, daß alle Flüssigkeitssysteme, besonders auch das Lymphgefäßsystem, sich nicht allein regenerieren, auch nicht bei strenger Nahrungskontrolle im Sinne einer Vollwertkost und daß auch das Fasten nicht zu einer Ausheilung führt. Als beste Therapie hat sich auch hier die *Blutentnahme mittels Aderlaß* bewährt, wobei Mengen zwischen 50 ml bis 200 ml die günstigste Wirkung zeigen, durchschnittlich 100 ml individuell angepaßt. Ebenfalls die Infusionen von Kochsalzlösung, z. B. 250–500 ml wirken hier sehr gut, besonders, wenn auch hier biologisch angepaßte Medikamente zugesetzt werden. Sehr bewährt haben sich entsprechende Lymphmittel sowie homöopathische Medikamente, die das Lymphsystem aktivieren. Diese Feststellung stützt sich auf langjährige Erfahrung und den daraus gewonnenen Erkenntnissen.

Sauerstofftherapie

Für mein therapeutisches Konzept ist die Durchblutung der kleinsten Gefäße, der Kapillaren (Haargefäße), die für den Blutaustausch zwischen Gefäß und Zelle verantwortlich sind, von großer Bedeutung. Der Stoffaustausch wird auch als Mikrozirkulation oder als innerer Kreislauf bezeichnet und zeichnerisch vereinfacht in Abb. 32 (Seite 60) dargestellt.

Die Versorgung mit Sauerstoff (O_2) ist für die Zelle von zentraler Bedeutung. Aber es gibt keine schulmedizinischen Therapievorschläge. Dabei ist es doch so einfach:

Wo Sauerstoff fehlt, muß Sauerstoff zugeführt werden!

Als beste Methode hat sich mir in über einem Vierteljahrhundert Erfahrung hier die HOT (= hämatogene Oxydationstherapie) erwiesen, wobei Sauerstoff in hochaktiver Form dem entnommenen Blut beigegeben und wieder intravenös (in den Blutkreislauf) zurückgespritzt wird. Diese Art der Sauerstoffbehandlung ist meines Erachtens völlig ohne Nachteile, aber hochwirksam. Und das darf ich aus langer Erfahrung wohl sagen, nachdem ich weit über Hunderte solcher Fälle überblicke.

Es gibt noch weitere wirksame Methoden, wie z. B.
Sauerstoffozonmischungen (O_2–O_3),

ebenfalls gefahrlos, aber sehr effektiv. Im Einzelfall ist sogar
reiner Sauerstoff (O_2)

empfehlenswert (z. B. Oxyventherapie), aber dazu bedarf es einiger Erfahrung.

Es gibt noch weitere Methoden, die für die Durchblutung (Mikrozirkulation) des Bauchraumes u. U. mit Vorteil eingesetzt werden können und dazu zählen z. B.

die Neuraltherapie

nach *Huneke* und

die Akupunktur von Bauchraumpunkten

Beides sind Verfahren, die von mir als Zusatztherapie eingesetzt werden und die Durchblutung (Mikrozirkulation) des Bauchraumes verbessern.

Soweit ein Überblick über die Therapiemethoden, die ich anwende, wobei Einzelheiten hier nicht aufgeführt werden konnten. Das mitgeteilte Grundgerüst stellt jedoch eine Basis für einen therapeutischen Beginn dar und kann entsprechend der jeweiligen Spezialerfahrung erweitert werden.

Chronische Krankheiten und ihre Behandlung – Fallbeispiele

Der Diabetes ist weitgehend ernährungsbedingt, die genetische Grundkonzeption wird nicht angezweifelt, aber die Auslösung ist krankheitsbedingt und das beginnt im Darm und bei der Ernährung.

Diabetes ist häufig eine folgenschwere Krankheit, die sich nicht nur in der Höhe des Blutzuckerspiegels zeigt, sondern die auch Fern- und Spätschäden eintreten läßt, die bekanntlich schwer oder gar nicht erklärbar sind; man braucht nur an die diabetische Neuropathie, an die diabetische Retinopathie, an die diabetische Angiopathie, an schlecht heilende Wunden, an Gangrän u. a. zu denken.

Im vorausgegangenen wurde versucht darzustellen, daß bei vielen chronischen Krankheiten der Verdauungsapparat als das zentrale Krankheitsproblem anzusehen ist, und daß daraus all das resultiert, was wir heute mit Risikofaktoren bezeichnen. So auch beim Diabetes.

Das Blut wird als Folge davon in seiner Viskosität, in seiner Fluidität, in seinem pO_2-Gehalt, in seinem Aussehen, in seiner Zusammensetzung usw. verändert gefunden.

Wenn ich also zusammenfasse: Ich sehe nicht den diabetischen Stoffwechsel allein als Ursache z. B. für den Diabetes und für die diabetische Retinopathie an, sondern den Gesamtstoffwechsel, nämlich die Umsetzung von Verdauungsprodukten im Blut und in der Zelle, und die Ausscheidung der Restprodukte, wobei ich nachdrücklich einräume, daß der Diabetiker in den Gefäßen und in den Kapillaren vermehrt anfällig für Störungen sein kann, besonders in den Endgefäßen der Augen.

Wie sieht die Praxis aus? Ich kann berichten, daß einige Diabetiker (übrigens auch Typ I-Diabetiker), eine erhebliche Besserung des Sehvermögens erlebt haben, daß also Blutungen, Minderung des Sehvermögens, Nachtblindheit und Leseschwierigkeiten zurückgingen. Und das sind keine Kurzzeiteffekte, ich kann Fälle überblicken, die jahrelang gebessert oder stationär beobachtet werden. Natürlich liegen auch einige Berichte von Augenärzten vor. Auch mit der neuropathischen Störung des Diabetes waren die Erfahrungen nicht schlecht.

Für die Angiopathie der Diabetiker ist die Beurteilung recht schwierig, es steht aber fest, daß eine Rückbildung nicht mehr möglich ist, wenn die Sklerose weit fortgeschritten ist. Hier hilft nur noch die Amputation.

Therapie

Neben dem fast stets ausgeführten Aderlaß von 100 ml zu jeder Behandlung wird meist eine HOT oder eine Plasmaflascheninfusion mit O_2-O_3-Mischung sowie eine Infusion mit physiologischer Kochsalzlösung, manchmal auch eine Oxyvenverabreichung vorgenommen. Hierbei werden entsprechend der Erkrankung Medikamente, z. B. häufig Heelmittel, Vitamine usw. verordnet und meist auch eine Eigenblutinjektion durchgeführt. Alle Diabetiker sowie alle Patienten mit chronischen Krankheiten sollten dreimal täglich essen, wobei fünf Stunden absolute Nahrungskarenz eingehalten werden muß. Nach einer kurzen Umstellungszeit empfinden dies alle Patienten als sehr angenehm. In den meisten Fällen können sich die Patienten zu jeder Mahlzeit richtig satt essen. Beim Diabetiker werden hyperglykämische und hypoglykämische Zustände seltener, selbstverständlich wird in jedem Fall individuell die Medikation genau bestimmt. Fast ausnahmslos ist damit auch eine erstaunliche Verbesserung der Lebensqualität der Patienten verbunden.

Unter der Voraussetzung, daß der Diabetiker – sowohl Typ I als auch Typ II – die verordneten drei Mahlzeiten täglich einhält, wobei ich als beste Kostform die Schnitzerkost ansehe, und es durch die sonstige Therapie gelungen ist, den Bauchraum zur Ausheilung zu bringen, sehe ich auch Spätschäden sich bessern oder sogar ausheilen.

In der folgenden Statistik sind 119 Fälle von Diabetes mellitus erfaßt worden. Beim Diabetes Typ II handelt es sich um 87 Fälle vom leichten bzw. latenten Diabetes bis zum schweren und schwer einstellbaren Diabetes mit Diabeteskomplikationen. Durch die beschriebene Therapie konnte bei diesen 87 Fällen folgende Veränderung erreicht werden:

	geheilt	gebessert	unverändert	verschlechtert	zusammen
Diabetes mellitus Typ II	31	52	3	1	87
Begleit-krankheit	28	54	5	0	87

Bei den übrigen 32 Fällen handelt es sich um Typ I-Fälle. Diese Behandlung der Typ I-Fälle war erst möglich, nachdem die Diagnose über die Erkrankung des Intestinalrohres verbessert werden konnte, und die Erkenntnis über die Blutfluiditätsveränderung als Krankheitsfolge entsprechende therapeutische Konsequenzen nach sich zog. Die starke Zunahme von Jugenddiabetes, die schwere Einstellbarkeit des Insulins und das schlechte Befinden der Jugenddiabetiker ermutigten mich, einen Behandlungsversuch zu unternehmen.

	geheilt	gebessert	unverändert	verschlechtert	zusammen
Diabetes mellitus Typ I	7	25	0	0	32
Begleit-krankheit	4	26	2	0	32

Alle Typ I-Diabetiker sprachen auf die Behandlung mit Schnitzerkost, mit entsprechender Vorbehandlung (Diät-Suppen) und Begleittherapie an. Bei interkurrenten Erkrankungen und bei Diätfehlern mußte das Insulin zeitweise erhöht werden. Der Typ I-Diabetes erfordert große Einsatzbereitschaft von Eltern und Arzt, teilweise waren, besonders anfänglich, täglich telefonische Beratungen erforderlich (auch im Urlaub).

Im allgemeinen stabilisiert sich der Blutzucker nach einiger Zeit der Behandlung, spätestens nach sechs bis neun Monaten. In einigen Fällen hat sich auch beim Eintritt von Fieber bzw. bei banalen Infekten kein BZ-Anstieg mehr eingestellt, oder in anderen Fällen nur ein sehr geringer.

Fallbeispiele

1. Fall: F. P. männl. 20 Jahre, Typ I-Diabetes seit fünf Jahren. Bisher 64 E Insulin. Hohe BZ-Werte bis 300–400 mg% (einmal 800 mg%). Häu-

fige Infekte, häufig Penicillin. Schwere Schockzustände mit lebensbedrohlicher Bewußtlosigkeit (zweimal Hyper-, zweimal Hypoglykämie). Starke röntgenologische Entzündung im Darmbereich, Viskositätserhöhung des Blutes, Polyglobulie. Nach zweimonatiger Behandlung 30 E; BZ stabil. Allgemeinbefinden ungleich besser.

2. Fall: B. J. männl. 7 Jahre. Typ I-Diabetes seit eineinhalb Jahren. War vor Diabetes ständig krank, viel Antibiotika, 3 E Insulin, BZ schwankt stark bis 780 mg%. Magen-Darm-Kanal krank. Schlechter allgemeiner Zustand. Nach einjähriger Behandlung BZ stabil, Allgemeinbefinden gut, 2 E Insulin. Trotz Infekt **kein** BZ-Anstieg.
3. Fall: W. St. 9 Jahre. Diabetes Typ I seit dreizehn Monaten, vorher ständig krank, viel Antibiotika. BZ schwankt bei 8 E pro die. Nach sechsmonatiger Behandlung BZ stabil, 3 E Insulin, Allgemeinbefinden sehr gut.
4. Fall: A. S. weibl. 7 Jahre. Diabetes Typ I seit viereinhalb Monaten bekannt. Im Krankenhaus bis 343 mg%, 12 E Insulin. Schwere Verdauungsstörungen, Ekel vor dem Essen. Vorher häufig Fieber, häufig Antibiotika. Nach Behandlung Verdauungstrakt ausgeheilt. Mutter: völlig anderes Kind, ißt wieder normal, d. h. Schnitzerkost. Kein Insulin seit vier Monaten.
5. Fall: J. G. weibl. 42 Jahre. Diabetes-Typ I seit fünfundzwanzig Jahren. Allgemeinbefinden sehr schlecht. BZ stark schwankend; vielfach Nasenbluten. Bisher 36–40 E Insulin. Nach einjähriger Behandlung Allgemeinbefinden sehr gut. BZ stabiler. 16–20 E Insulin.
6. Fall: F. L. männl. 61 Jahre, Schmiedemeister. Hypertonie 200/100 Diabetes mellitus. Präapoplektischer Zustand. Depressionen, leistungs- und arbeitsunfähig. Darebon, Isoket, Fludilat, Lanicor, Kompensan usw. 60 E Insulin mit 280 mg% BZ. Nach vier Wochen Behandlung: RR 150/80, 25 E Insulin. Allgemeinzustand sehr viel besser, sagt selbst, er könne wieder denken. Apoplexiegefahr verringert, wird weiter aufgebaut.

Chronische Polyarthritis (chron. Gelenkrheuma)

Die chronische Polyarthritis (PCP) wird auch als rheumatoide Arthritis bezeichnet. Sie verläuft in Schüben oder schleichend, die auslösende Ursache ist nach wie vor unbekannt. Sie tritt bevorzugt im dritten bis fünften Lebensjahrzehnt auf, kann aber auch in jedem Lebensalter, sogar in der Jugend, beginnen. Frauen werden etwa dreimal häufiger betroffen als Männer. Der Rheumafaktor wird in 70–80 % der Fälle positiv gefunden, er kann aber auch bei Gesunden, bei Lupus erythematodes, bei chronischen Infektionskrankheiten und bei Verwandten des Patienten mit rheumatischer Arthritis positiv angetroffen werden.

Vor Beginn der eigentlichen Gelenkkrankheit treten allgemeine Symptome auf, die manchmal jahrelang beobachtet werden können: Allgemeine Müdigkeit, subfebrile Temperaturen, Appetitlosigkeit, Gewichtsabnahme, Parästhesien, Kälte- und Schwellungsgefühl in den Fingern und Händen, vermehrte Schweißsekretion, leichte Muskelatrophie usw.

Diese Symptome werden als Vorkrankheiten betrachtet, aber es gibt keine Angaben oder Hinweise, daß sie etwas mit dem Stoffwechsel oder mit den Verdauungsvorgängen bzw. Verdauungsorganen oder allgemein mit der Ernährung zu tun haben können. Auch gibt die Tatsache, daß die meisten Rheumatiker jahre- oder jahrzehntelang mit Bauchbeschwerden, Blähungen, Sodbrennen, Aufstoßen, Verstopfung oder Diarrhö zu tun haben, in der Literatur keinen Anlaß zu Überlegungen oder zu Forschungen in dieser Richtung.

Daß der Gelenkrheumatismus ein komplexes Krankheitsbild darstellt, bei dem sicherlich viele Dinge eine Rolle spielen, sehen wir nicht nur in der täglichen Praxis, wo wir immer wieder erleben, daß zwei Krankheitsfälle nie identisch reagieren, das erleben wir auch an dem ständigen Meinungswechsel der spezialisierten Rheumatologen, die immer neue Faktoren für die Krankheitsentstehung diskutieren. Der Erbfaktor, wobei bestimmte Familien bevorzugt befallen werden, ist ja schon lange im Gespräch, aber werden jetzt auch immunologische Vorgänge debattiert.

Hier hat sich besonders *H.G. Faßbender*, der Leiter des Zentrums für Rheumatologie in Mainz, verdient gemacht, der neben der Synovitis auch tumorähnliche Zellverbände in den Gelenkkapseln feststellte, die aggressive Enzyme bilden. Diese stoffwechselaktiven Zellverbände sollen für die Zerstörung des Knorpels und des gelenknahen Knochens verantwortlich sein. Wichtig erscheint mir hier für unsere heutige Betrachtung die Auffassung, daß nach der Meinung von Faßbender immunologische Vorgänge ins Kalkül einbezogen werden.

Dementsprechend werden ja auch therapeutische Versuche unternommen, wobei noch nicht entschieden ist, ob immunsupressive oder immunstimulierende Therapeutika bevorzugt werden sollen.

Der Magen- und Darmtrakt hat ständigen Kontakt mit einer Unzahl von Viren, Bakterien und Parasiten. Dazu kommt die Masse der Antigene aus der Nahrung und der Spaltprodukte im Darmlumen. Man weiß, welche große Mengen von Giftstoffen (Insektizide, Pestizide usw.) mit der Nahrung heute dem Darm täglich zugemutet werden. Das Immunsystem der Darmwand muß den Organismus vor diesen ständigen Gefahren schützen. Dazu müssen das Darmlymphsystem und natürlich erst recht der Darm in Ordnung sein.

Der Darm und sein Lymphorgan, sein Immunorgan, sind aber häufig krank. Wenn man an die Häufigkeit der heutigen gastrointestinalen Infekte und der Lymphschwellungen im jugendlichen Lebensalter, an die vielen Bronchitiden, an den weltweit verbreiteten Fluor vaginalis, an die Mastopathie, an der 50 % aller Frauen leiden sollen, an die zunehmenden Enddarmerkrankungen wie Colitis ulcerosa und Morbus Crohn und nicht zuletzt an die Polyarthritis denkt, so wird man zunächst schwer einen gemeinsamen Faktor für eine genetische Übereinstimmung erkennen können. Aber es gibt doch einen:

Dieser gemeinsame Faktor ist das Lymphsystem, d.h. das Darmlymphsystem, das in seiner Funktion erheblich und grundsätzlich gestört ist, ablesbar am kranken Darm. Die in der Darmwand, z.B. durch Antigenkontakt stimulierten Lymphzellen wandern von den *Peyer*schen Plaques über die mesenterialen Lymphknoten und den Ductus thoracicus in die Blutbahn. Ein Teil der Zellen kehrt mit dem Blut in die Darmwand zurück. Andere Zellen wandern in die Schleimhaut der Speicheldrüse, in die Milchdrüse, in das lymphatische System des Bronchialtraktes, in Vagina und Uterus und natürlich auch in das Kapselgewebe der Gelenke.

Hieraus erkennt man den unmittelbaren Zusammenhang von Darm und Peripherie und hieraus wird auch ersichtlich, daß die Standardrede unserer orthodoxen Medizin, die bei Erkrankungen jeglicher Art konsequent heißt: „Essen Sie, was Sie wollen“, mit Sicherheit falsch ist. Daraus ergeben sich auch die angeblich unerklärlichen Erfolge der biologischen Medizin, einer Medizin, die neben körpergerechten, natürlichen Stoffen auch immer Diätempfehlungen ausspricht.

Einzelheiten zur Therapie:

1. Aderlaß von 100 ml einmal in der Woche, insgesamt etwa zehn- bis zwanzigmal zur Verbesserung der Blutfluidität.

2. Anreicherungen des Blutes mit O_2- und O_2–O_3-Gemischen durch die HOT, und/oder die Ozontherapie zur Verbesserung des Metabolismus.
3. Anregung des Zitronensäurezyklus durch Gaben von Vitamin-B-Komplex per injectionem.
4. Medikamentenzugabe zur venösen Therapie von Hepeel, Chelidonium, Engystol, Echinacea compositum u. a. als Ampullen, wobei immer ein Teil des Blutes auch als Eigenblut intramuskulär verabreicht wird. Diese Therapie dient zur Anregung der Funktion von Leber, Pankreas, Verdauungsdrüsen, Intestinaltrakt usw. Erfahrungsgemäß hat diese zusätzliche i.m.-Therapie auch eine starke Immunaktivierung zur Folge. Das bedeutet, daß die vorher ständig erkälteten Patienten seltener einen banalen Infekt erleiden.

Nach *H.-H. Reckeweg* ist die Polyarthritis der Reaktionsphase zuzurechnen und damit als links vom biologischen Schnitt gelegen, als heilbar zu bezeichnen. Koxarthrosen liegen rechts vom biologischen Schnitt und sind als der Degenerationsphase angehörig zweifellos schon schwieriger zu beeinflussen. Krankheiten der Gelenke haben nach meiner Erfahrung immer etwas mit dem erkrankten Darmlymphorgan zu tun und sind daher nur wahrhaft zu heilen, wenn der Darm geheilt ist. Der Zusammenhang ist evident.

Das Darmlymphsystem reagiert stark, d. h. durch Stase, auf folgende Nahrungsmittel, nämlich Zucker, d. h. auf Rüben-, Frucht-, Trauben- und Rohrzucker. Außerdem auf Milch in Form von Trinkmilch, ganz gleich, ob Extra-, H- oder sonstige Vorzugsmilch. Wenigstens eine Teilblockade wird durch raffinierte Mehle, seien sie aus Weizen, Roggen, Hafer u. a. hergestellt, ausgelöst. Diese Nahrungsmittel müssen also Patienten mit Polyarthritis verboten werden.

Fallbeispiele

1. Fall: T. L. weibl. 66 Jahre,
   leidet seit 1974 an Polyarthritis, befallen sind Schulter-, Hand-, Finger- und Kniegelenke. Das Krankheitsbild ist progredient, die Patientin ist behindert durch Schmerzen und Steifheit der Gelenke. Nach zwei Jahren Behandlung praktisch beschwerdefrei, die Gelenkdeformationen waren nicht beeinflußbar. Fünf Jahre nach Behandlungsende keine Schmerzen.

2. Fall: I. R. weibl. 35 Jahre,
   leidet an Polyarthritis der Schulter-, Hand-, Knie- und Fußgelenke. Das Krankheitsbild ist progredient, die Patientin stark behindert. Ein halbes Jahr nach Behandlungsbeginn wesentlich gebessert. Fast zwei Jahre später ganz beschwerdefrei. Keine Medikamente.
3. Fall: E. K. weibl. 54 Jahre,
   leidet an PCP und Diabetes mellitus. Es sind fast alle Gelenke befallen. Gelenke teilweise deformiert und sehr schmerzhaft. Das Krankheitsbild ist progredient. Zwei Jahre später kann die Patientin wieder gehen, ist fast beschwerdefrei. Diabetes ist verschwunden. Keine Medikamente.
4. Fall: E. Sch. weibl. 32 Jahre,
   leidet an Polyarthritis an Ellbogen, Hüft-, Knie- und Fußgelenken seit dem sechzehnten Lebensjahr. Die Kniegelenke sollten operiert werden. Seit 1979 in Behandlung. Nach 11 Jahren fast beschwerdefrei. Abhängig von Diätfehlern treten Gelenkreaktionen auf.
5. Fall: G. F. weibl. 37 Jahre,
   leidet an Polyarthritis; befallen sind vorwiegend Finger- und Kniegelenke, im rechten Kniegelenk entwickelte sich ein großer Erguß, der mehrfach punktiert werden mußte. Nach einem Jahr Behandlung sind alle Gelenke gut, selten noch geringe Spannung im Kniegelenk.
6. Fall: I. W. weibl. 43 Jahre,
   leidet an Polyarthritis der Hand-, Finger-, Knie-, Fuß- und Zehengelenke seit 1979. Patientin ist seit 1981 in Behandlung. Das Krankheitsbild zeigt deutlich die Abhängigkeit der Gelenkfunktionen von der Lebensweise. Es tritt bei Diätverletzung (mit Milch und Zucker) und bei Badekuren mit Diätfehlern jedesmal prompt eine drastische Verschlechterung ein.

Die Fehldiagnose des Bauchraumes: Von der „Nabelkolik" über Colon irritable bis Colitis ulcerosa und Morbus Crohn

Die folgenden Literaturstellen sollen als Grundlage für die vorliegende Betrachtung dienen:

1. „Bauchschmerzen sind bei Kindern so häufig wie Kopfschmerzen bei Erwachsenen, die Gründe dafür kennt man nicht genau" (Medical Tribune **41**, Seite 69).

2. „Das Reizdarm-Syndrom“ mit Abdominalschmerz und Stuhlunregelmäßigkeit, Blähbauch, Schleimabgang usw. zeichnet sich durch das „Fehlen einer organischen Veränderung“ aus (Leber, Magen, Darm **12**, 1, 1982,1–7).
3. „Die Genese von Colitis ulcerosa (C. u.) und Morbus Crohn (M.C)“ ist nach wie vor „unbekannt“ (internat. Gastroenterologen-Kongress Stockholm, 1982 und Selecta **47**, 1983, S. 4138 und ebenso **10**, 1983, S. 845).

Das Rätselraten um die jugendliche „Nabelkolik“ findet ein organisches Substrat und die Aussage, daß das verbindende Merkmal für das Reizkolon „das Fehlen einer organischen Veränderung“ sei, muß nach Verifizierung der Darmorganschäden als falsch deklariert werden. Genauso, wie die bis heute als unbekannt geltende Genese der Enddarmerkrankungen (C.u. und M.C.) als ein Irrtum bezeichnet werden muß. Der Enddarm erkrankt, in dem einen oder anderen Abschnitt besonders ausgeprägt, infolge organischer Krankheit des Gesamtdarmes, wobei sich aus unbekannter Ursache (genetische Veranlagung?) die Krankheit am deutlichsten z. B. am terminalen Ileum (M.C.) oder am Kolon (C.u.) äußert.

Was veranlaßt mich zu derartig provozierenden Aussagen, die im absoluten Gegensatz zu der heute medizinisch-wissenschaftlich anerkannten Ansicht der Lehrmedizin stehen? Antwort: Die Heilbarkeit der beschriebenen Krankheiten!

Das bedeutet also: die sogenannte Nabelkolik der Kinder ist als organisch bedingt zu verstehen und therapeutisch zu beeinflussen, das Colon irritabile kann röntgenologisch festgestellt und durch entsprechende Therapie beseitigt werden. C.u. und M.C. können als Erkrankung des Gesamtdarmes, mit röntgenologisch festgestellten Schwerpunkten, geklärt und therapeutisch weitgehend – vielfach mit Restschäden – beseitigt werden.

I. Die Nabelkolik

Es sollte unser ärztliches Bemühen sein, die Entwicklung der ersten Krankheitszeichen zu verhindern und damit dem Kind viel Leid und dem Erwachsenen später viele Krankheiten zu ersparen.

Stattdessen nimmt man als gegeben hin, daß eben mancher Säugling an einer Kuhmilchallergie (Milchschorf) leidet und mit den Folgen des Hautekzems, und/oder auch das Asthmas fertig werden muß.

Dann beginnt die große Suche durch Allergie-Testungen und danach die Desensibilisierung. Beides bringt meist nur wenig Erfolg.

Wir wissen, daß bereits die erste Zufütterung von Kuhmilch mehr oder weniger starke Blähungen und Hyperperistaltik der Darmorgane auslösen kann, abhängig davon, wie lange die Mutter Muttermilch *ohne* Zusatznahrung gefüttert hat. Die Muttermilch ist bekanntlich reich an Immunglobulin A (IgA), nicht die Kuhmilch! Wir können daraus einwandfrei erkennen, daß die Zufütterung von Kuhmilch, meist gemischt mit raffinierten Mehlen und Zucker, diese Beschwerden verursacht. Wäre es nicht möglich, den ursächlichen Weg zu beschreiten und Kuhmilch, isolierte Kohlenhydrate (Weißmehl) und Zucker wegzulassen? Ich höre die Empörung förmlich, das gehe nicht, wovon soll man die Säuglinge ernähren? Es geht sogar sehr gut, der Säugling und das Kleinkind gedeihen dabei prächtig und schmerzfrei. Es ist nicht nur für Mutter und Kind eine große Erleichterung, sondern auch für die ganze Familie, weil nächtliche Unruhe und Schlaflosigkeit des Säuglings aufhören. Muttermilch hat sich in drei Millionen Jahren der Evolution optimal an die Bedürfnisse des Säuglings angepaßt, Kuhmilch wird erst seit ca. fünfzig oder achtzig Jahren verwendet.

Nehmen wir den Fall, daß die Mutter nach ca. drei oder vier Monaten Vollstillung nicht mehr genügend Milch hat und der Säugling nicht satt wird. Also weint er vor Hunger in seiner angeborenen sprach- aber nicht lautlosen Willensbekundung. Dies ist die Grenzwertzeit, in der der Säugling meist schon genügend Antikörper – Immunglobuline – durch die Muttermilch aufgenommen hat und keine Allergie zu befürchen ist. Trotzdem sollten dann nur Halb-Milch und zum Eindicken Vollkornmehl, zu einem Brei kurz aufgekocht, verabreicht werden, wobei Zucker absolut zu meiden ist. Zum Süßen ist etwas Honig oder Natreen bzw. Canderel gestattet. Muß die Zusatzfütterung jedoch früher erfolgen, kann bei entsprechender Veranlagung eine Allergie in Form eines Hautekzems auftreten. Und hier müssen Kuhmilch, Zucker und Weißmehl streng gemieden werden. Die Nahrung muß folgendermaßen gestaltet werden: Sojabohnen zerkleinern, in Wasser aufkochen, geriebene Mandeln zusetzen, mit Honig und Canderel süßen und durchpassieren. Dies ist also die „Ersatzmilch“. Selbstverständlich muß weitere Babynahrung, wie Körner- und Gemüsebrei sowie Obstbrei (roh) usw. zugefüttert werden, jedoch ist die Kuhmilch durch die beschriebene Soja-Ersatzmilch (selbsthergestellt, die gekaufte enthält meist Zucker) auszutauschen. Übrigens, wenn die Mutter noch Milch zur Verfügung hat, empfiehlt es sich, die Ersatzmilch vor der Brustmilch zu verabreichen, Säuglinge sind Feinschmecker und Muttermilch ist unerreicht!! Er verweigert sonst die „Ersatznahrung“, weil ihm die Brustmilch besser schmeckt.

Ich staune immer wieder, wie schnell sich unter dieser „Therapie“ bei Säuglingen beginnende Hautekzeme zurückbilden und Allergien, auch später, ausbleiben.

Und dieser Säugling weint nicht, hat keine Bauchschmerzen und später als Kleinkind und Kind keine Nabelkoliken. Er wächst normal, ist selten oder gar nicht erkältet bzw. krank und immer gut gelaunt.

II. Das Colon irritabile

Der Reizdarm, das Colon irritabile, würde so wie die entzündlichen Enddarmerkrankungen (M.C. und C.u.) nicht auftreten, wenn obige Grundsätze, ergänzt durch wenige Zusatzrichtlinien, ein Leben lang eingehalten würden; d.h. kein Zucker, keine raffinierten Mehle, keine Kuhmilch als Trinkmilch.

Ich fasse das Colon irritabile als Vorkrankheit der Enddarmerkrankung auf und tatsächlich gibt es bei letzteren auch Bauchsymptome, die jahre- und jahrzehntelang zurückreichen, bevor C.u. und M.C. festgestellt werden. Das Colon irritabile ist also die logische –, die pathologische Weiterentwicklung der frühkindlichen – sich weinerlich darstellenden – Bauchweh-Krankheit und der späteren verbal geklagten Nabelkolik, d.h. der *angeblich* bestehenden Überempfindlichkeit des Verdauungskanals gegen einige nicht näher bekannte Nahrungsmittel.

Übrigens braucht der seit Kindheit bestehende Reiz-, bzw. Entzündungszustand des Verdauungstraktes nicht unbedingt deutlich feststellbare Symptome hervorgerufen zu haben, er kann auch unterschwellig vor sich gegangen sein und trotzdem stattgefunden haben. Dies ist am besten dadurch erkennbar, daß Patienten mit Darmleiden häufig äußern, daß ihnen mit Beginn ihres „bewußten“ Lebens oft „Unwohlsein im Bauchraum“ in ihrer Erinnerung haften geblieben sei. (Hosen- bzw. Rockbund haben oft gedrückt und mußten geöffnet werden).

Meßbare Darmparameter

Für das Colon irritabile gibt es eine ganze Reihe von genauen Untersuchungsbefunden, die von verschiedenen Autoren berichtet werden und die exakt meßbar sind. Z.B. kann die verstärkte Motilität des Darms in veränderten – verlangsamten – myoelektrischen Wellen und vermehrter retropulsiver Bewegung und in verlängerter postprandialer Kontraktion nachgewiesen werden. Die Schwelle für Schmerzempfindung in Dünn- und Dickdarm ist meßbar verändert. Auch die Resorptionsvorgänge werden gestört nachgewiesen, was sich in vermehrter Peristaltik des Ösophagus und einer Störung des gastro-ösophagealen Verschlusses, also an der Kardia, äußert.

Interessant und bemerkenswert an diesen von klinischer Seite festgestellten Befunden ist die Tatsache, daß beim „Colon irritabile“ nicht nur das Kolon, sondern der gesamte Verdauungstrakt gestört gefunden wird. Dies erscheint mir besonders bemerkenswert, weil später bei den Folgekrankheiten nämlich bei C.u. und M.C., niemals mehr von einer Erkrankung des Gesamtverdauungstraktes, sondern nur noch vom Lokalbefund berichtet wird.

Um die Diskrepanz unserer heutigen orthodoxen Medizin zu beleuchten, möchte ich nur schlaglichtartig hervorheben, daß z.B. ein Spasmolytikum einerseits „Ruhe in den Reizdarm“ bringen soll, (so der Titel einer Publikation) während andererseits berichtet wird, daß nach Spasmolytika keine meßbare Änderung der funktionellen Darmparameter eintritt. Ruhe tritt also ein infolge Herabsetzung der Sensibilität! Also doch eine vegetative Störung? Mit dieser Schlußfolgerung wäre ich einverstanden, wenn danach die organischen Störungen, die meßbaren Parameter, zu Normalwerten zurückkehren würden. Das tun sie aber nicht!

An dieser Stelle zieht unsere Lehrmedizin den Fehlschluß, indem sie feststellt:

> Spasmolytika bringen zwar keine Besserung im objektiven Befund, jedoch im subjektiven Befinden: also lebenslange Therapie mit Spasmolytika. Statt: Spasmolytika bringen zwar Besserung im subjektiven Befinden, aber nicht im objektiven Befund: also Suche nach der Ursache.

Und hier wird es schwierig, weil man sich über die physiologische Beschaffenheit des Verdauungskanals keineswegs einig ist und deshalb nur noch Ulzera, Karzinome oder ähnlich ins Auge springende Zeichen (Papillome, Divertikel usw.) sucht, anstatt zu erkennen, daß Lage-, Funktions-, Form- und Gestaltungsanomalien des Verdauungstraktes als wahrhaft pathologische Parameter betrachtet werden müssen. Als Beispiel möchte ich über einen Fall von Colon irritabile berichten, über den ein siebzehn Seiten langer Befundbericht einer diagnostischen Klinik – neben drei Krankenhausberichten – vorliegt, der jede Menge von Untersuchungsberichten – natürlich auch mehrere endoskopische Untersuchungen, aber absolut keine exakte Diagnose enthält und auch keine Therapie – außer natürlich Psychopharmaka und Tranquilizern vorschlägt. Mein Befund: Schwere Störung im Verdauungstrakt mit Magen- und Enteroptose, „innerem Durchfall" und spastisch-elongiertem Kolon mit Divertikeln sowie Viskositätsvermehrung des Blutes, Hämatokritsteigerung und deutliche Zeichen der Sauerstoffunterversorgung.

Kurzdiagnose: Entzündliche Entero-Kolitis mit Stoffwechselstörungen und Blutviskositätsvermehrung.

Patientenrückfrage: Er ißt und trinkt gern und viel süß, nämlich Schokolade, Cola, Limonade, Konfekt, Pralinen, gern und täglich Milch, häufig Kuchen.

Und wie gestaltet sich der Krankheitsverlauf mit meiner Behandlungsmethode in einem Fall von Reizdarmsyndrom, der stellvertretend für viele andere Fälle aufgeführt werden soll? Daß an solchen Fällen kein Mangel herrscht, geht aus der Äußerung von *G. Leibbrandt* et.al. (Schweiz. Rundschau Med. Praxis, **72**, 36, 1983, S. 1141–1143) hervor, die annehmen, daß 30% der „gesunden" Bevölkerung zeitweise an den klassischen Symptomen des Reizdarms leiden.

Die seit Jahren bestehenden Bauchschmerzen, die Tag und Nacht neben dem Nabel empfunden werden, schwinden nach einigen Wochen der Behandlung und der vorher vorhandene Durchfall ist beendet. Auch die schmerzhaften und sehr stinkenden Blähungen verschwinden und weichen einer normalen, nicht mehr schmerzenden Flatulenz. Übringens haben diese Patienten neben einer mesenterialen Lymphödembildung auch häufig periphere Lymphstauungen, d.h. Lymphknoten in der Leistenbeuge oder/und auch in der Axilla oder am Hals, die natürlich – auch ohne Probeexzision (!) – mit fortschreitender Behandlung verschwinden. Selbstverständlich gehen bei solchen Patienten die immer geklagten Beschwerden wie allgemeine Müdigkeit, Leistungsschwäche, ewige Erschöpfung, Schlafstörungen, psychische Verstimmtheit, Lebensunlust u.a. zurück und weichen einem Lebensgefühl, das die Patienten häufig als schon lange nicht mehr empfunden und als „lebenswert" bezeichnen.

Therapie:

1. Ausheilung der Gastro-Entero-Colitis mit drei Wochen Vollkornsuppendiät, des weiteren drei Wochen Aufbaukost mit Müsli, Salaten und Vollkornpfannkuchen und später Schnitzerdiät in Form von Schnitzer-Intensiv- und -Vollkost.
2. Verbesserung der festgestellten überhöhten Blutviskosität durch Aderlaß und Sauerstoffanreicherung und Zugabe von Medikamenten zur Zitronensäurezyklusanregung nach *Otto Warburg* mit Vitamin-B-Komplex und anderen biologisch-homöopathischen Medikamenten.
3. Begleittherapie mit Darmeinläufen, pH-Regulierung mit Biodigest. Beschränkung auf drei Mahlzeiten täglich, per-os-Therapie mit biologischen Medikamenten usw.

III. Colitis ulcerosa und Morbus Crohn

In einer medizinischen Fachzeitschrift berichtete 1981 ein Patient mit Morbus Crohn, daß er über starke Schmerzen im Bauchraum, dauernde Übelkeit, starke Blähungen, starke Gelenkbeschwerden und bis zu dreißig Stühle am Tag zu klagen hatte. Gegessen hat er anscheinend Normalkost („was schmeckt"), aber er hatte ein „suchtartiges Verlangen nach Süßigkeiten, mit denen ich mich ständig vollstopfe". Eingeschaltet wurden Sechs-Wochen-Kuren mit Astronautenkost, an Medikamenten Azulfidine und Cortison.

Nachdem er 6 Wochen lang die Eiweißmast nach Dr. *Wolfgang Lutz* durchgeführt hat, fühlt er sich viel besser, die Blähungen sind weg, Durchfälle weg, dafür ist er „ziemlich verstopft, aber mindestens jeden dritten Tag habe ich einmal Stuhl". Morgens und abends fit, am Tag „um so müder und oft viel nervöser als früher". Gelenkbeschwerden häufiger und stärker als früher.

Analyse:

An diesem Fall ist deutlich der Unterschied zwischen zwei diametral entgegengesetzten Diätformen erkennbar.

1. Einerseits: Mast mit gereinigten Kohlenhydraten (Patient ist Daueresser von Weißmehl und Süßwaren). Daraus resultiert stärkste Gärung im gesamten Intestinalrohr mit seinen Folgen: Entzündung, Durchfall, starker Meteorismus (= Schmerzen).

2. Andererseits: Eiweißmast mit ihren Folgen: Eiweißfäulnis im Intestinalrohr, Entzündungen dort, Eindickung der Ingesta, daher verzögerter Stuhlgang, geringere Blähungen, daher weniger Schmerzen im Bauchraum, aber mehr Darmintoxikation, daher mehr Fernschmerzen (Gelenke) und größere Nervosität.

Beiden Diätformen fehlt eine wichtige Grundsubstanz, nämlich der Ballaststoff. Dieser bewirkt bekanntlich, daß die Ingesta zeitgerecht transportiert werden und den Darm nach vierundzwanzig bis sechsunddreißig Stunden verlassen.

Normal ist es, täglich ein- (bis zwei-)mal Stuhlgang zu haben, das weiß man, wenn man sich jahrzehntelang mit Ernährungsphysiologie befaßt hat und über Eigen-, Familien- und Patientenerfahrung verfügt. Ein kranker Darm heilt nur aus, wenn dieser Normalzustand erreicht werden kann.

Interessant ist die Frage, warum sich der Patient nach der *Lutz*-Diät doch besser fühlt. Colitis und Morbus Crohn sind „Überfüllungskrankheiten", d.h. alles ist zuviel: Eiweiße, Fette, Kohlenhydrate *und vor allem* zu viele Mahlzeiten (sechs bis sieben) täglich, also eine typische Wohlstandskrankheit. Patient war bisher Daueresser. Seit sechs Wochen ißt er jetzt viel Eiweiß, kaum Kohlenhydrate und nur noch drei Mahlzeiten täglich („sehr konsequent"). Damit erfüllt er eine wichtige Voraussetzung zur Behandlung seiner „Überernährungskrankheit". Die *Lutz*-Diät stellt also eine Reduktionskost dar, der Darm wird nur noch dreimal pro Tag beschickt (was richtig ist). Dies bewirkt die Besserung. Aber er entleert sich nur jeden dritten Tag (was falsch ist), der Darm bleibt also krank.

In diesem Zusammenhang: Was ist von der „Astronautenkost" zu halten? Sie ist eine von Ballaststoffen weitgehend befreite „Konzentrat"-Kost, die den Darm fälschlicherweise fast völlig stillegt. Sie führt außerdem Kalorien in Potenz zu und ist somit in keiner Weise geeignet, eine „Zuviel"-Krankheit zu heilen. Im Gegenteil, sie überfüllt den atonischen Darm noch mehr mit „amorphem" Material, statt seine Motilität zu steigern, was wir von ballaststoffhaltigen Nahrungsmitteln, z. B. vom vollen Getreidekorn, erwarten können.

Fast jede Publikation beginnt mit der Feststellung, daß die Ätiologie der Enddarmerkrankungen unbekannt ist. Es werden Vermutungen über eine genetisch-familiäre Prädisposition, über Ernährungs- oder „zivilisatorische“ Belastungen, über Autoimmunprozesse und wie immer, wenn man nichts genaues weiß, über psychosomatische Faktoren angestellt.

Bei aller Sorgfalt der Anamnese wird jedoch nicht deutlich genug hervorgehoben, daß der M.C.- und C.u.-Patient ein Leben lang „darmkrank“ im weitesten Sinne des Wortes war und keineswegs aus heiterem Himmel erkrankt ist.

Wird dann endlich die Diagnose M.C. oder C.u. gestellt, sind die bisher als hypochondrisch, als vegetativ, als psychogen deklarierten Bauch- und Verdauungsbeschwerden organisch gerechtfertigt und der Patient wird als unheilbar krank einer Dauertherapie mit Sulfapyridin und Kortikoiden zugeführt. Keine Rede mehr davon, daß der Patient schon Jahre oder Jahrzehnte über den Bauchraum geklagt hat und keine Rede auch davon, daß etwa bestimmte Nahrungsmittel die Erkrankung verursacht haben könnten. (Diätanweisung lautet bekanntlich: Essen Sie, was Ihnen schmeckt).

Der schlimmste Trugschluß ist für mich, daß man die Pathologie des Verdauungsrohres nicht erkennen will, die Pathophysiologie des Verdauungsvorganges sowohl in physiologischer als auch in biochemischer Hinsicht nicht überdenkt. Daß man nur nach greif- und sichtbaren Dingen wie Ulzera, Karzinomen, Polypen, Divertikeln usw. fahndet, und daß man glaubt, es sei ganz gleich, was man dem sehr empfindlichen, aber eben auch kurzfristig sehr anpassungsfähigen Intestinaltrakt anbietet, Hauptsache, die Kalorien stimmen.

Grundsätzliche Therapie

Drei Mahlzeiten täglich, anfangs Suppendiät aus Vollgetreide (ballaststoffreich), später Schnitzerkost (ballaststoffreich). Blutbehandlung: Viskositätsverbesserung, Verbesserung der pathologischen Erythrozytenrigidität und Erythrozytenaggregation, Senkung des erhöhten Venendrucks durch gezielte Blutentnahmen von 100 ml einmal pro Woche, Verbesserung der Sauerstoffutilisation (O_2-Versorgung der Zelle), Darmreinigung mit Einläufen, pH-Regulierung des Intestinaltraktes mit Biodigest (Spezialmittel), Einsatz von biologischen, d.h. nicht chemischen Medikamenten usw.. Ich beobachte dabei immer wieder erstaunliche Resultate, – d.h. Besserungen und viele Heilungen.

Fallbeispiele

1. Fall: Ein 37 Jahre alter Patient von Beruf Landwirt,
mit einer *schweren Colitis ulcerosa.* Die Krankheit besteht seit drei Jahren. Der Patient hat bereits, bevor er zu mir zur Behandlung kam, seit einem Jahr Schnitzerkost durchgeführt und konnte dadurch sämtliche Medikamente absetzen und auch der Stuhl hat sich erheblich gebessert, es ist kein Blut mehr im Stuhl aufgetreten. Allerdings klagt er über große Schmerzen im Rücken und im Bauchraum, über häufiges Erbrechen und Gewichtsabnahme und fühlt sich in seinem Allgemeinzustand stark reduziert. Er ist kaum noch in der Lage, teilweise überhaupt nicht mehr, seinen Beruf als Landwirt auszuüben. Zeitweise besteht Unverträglichkeit der Schnitzer-Normalkost, so daß er auf andere Speisen ausgewichen ist.

Die Behandlung wird hier vorgenommen mit HOT und Plasmaflasche, sowie mit einer strengen Diät, nämlich zwei Wochen Suppendiät, wobei nur Hafer- bzw. Weizensuppe verabreicht werden und weitere zwei Wochen eine Übergangsdiät. Hierbei dürfen Weizen oder Hafer oder Roggen als Pfannkuchen zubereitet werden. Der Patient wird im Bauch- und im Rückenbereich mit Akupunktur und Neuraltherapie behandelt. Nach einem halben Jahr ist der Patient wieder zur Schnitzer-Normalkost zurückgekehrt und fühlt sich jetzt hervorragend. Er sagt, er sei jetzt voll leistungsfähig und habe keine Beschwerden mehr. Es treten keine Stuhlbeschwerden mehr auf. Er kommt nur alle Vierteljahr für zwei Tage von auswärts zur Nachbehandlung. Der Patient ist seit zwei Jahren rezidivfrei.

2. Fall: Ein 39 Jahre alter Patient
leidet seit zwölf Jahren an einem *Morbus Crohn.* Der Patient ist erheblich durch seine Krankheit behindert. Er hat häufig Durchfälle, meistens nicht blutiger Art, ist erheblich abgemagert und in seinem Allgemeinbefinden stark gestört und leidet ständig unter Beschwerden im Bauchraum unabhängig von der Art des Essens, wie er sagt.

Die Behandlung besteht in HOT und Plasmagaben, der Patient wird mit Neuraltherapie und Akupunktur behandelt. Außerdem bekommt er wegen des Allgemeinzustandes physiologische Kochsalzlösung mit einigen homöopathischen Zusätzen. Der Patient wird natürlich auf Diät gesetzt, wobei tierisches Eiweiß total eingeschränkt und die Schnitzer-

Normalkost eingesetzt wird. Der Patient gibt an, daß die Behandlung ihm sehr gut bekomme. Bereits nach einem Monat fühlt er sich wesentlich besser. Der Patient steht seit drei Jahren in Behandlung und kommt in unregelmäßigen Zeitabständen, etwa 1mal im Monat. Er ist fast völlig beschwerdefrei, er ist nicht mehr behindert durch seine Schmerzen und fühlt sich voll leistungsfähig.

3. Fall: Eine 41 Jahre alte Patientin
leidet an einem *Morbus Crohn* seit zweieinhalb Jahren. Verdauungsstörungen bestehen allerdings schon seit zehn Jahren, man kann den Verdacht nicht ausschließen, daß die Krankheit schon viel früher begonnen hat. Die Patientin nimmt regelmäßig Azulfidine und Kortisonpräparate ein, sie möchte erreichen, daß man die Tabletten absetzen kann. Die Behandlung besteht in einer strengen Diät nach *Schnitzer*, der eine Suppendiät vorausgeht, sowie in HOT und Neuraltherapie und Akupunktur im Bauchraum. Es wurden zehn Behandlungen vorgenommen und zwar jeweils fünf Stück in einer Woche mit einer Unterbrechung von einem Monat zwischen den Behandlungen, da die Patientin von auswärts kommt. Nach diesen zehn Behandlungen ist die Patientin völlig beschwerdefrei, kann alle Medikamente absetzen und verträgt die Schnitzer-Intensivkost und -Normalkost ohne Schwierigkeiten. Nach anfänglicher Gewichtsabnahme hat sie bei der gleichen Kost wieder ihr Normalgewicht erreicht und fühlt sich sehr zufrieden.

4. Fall: Ein 38 Jahre alter Patient
mit einer *Colitis ulcerosa* seit vier Jahren. Der Patient hat täglich sechs- bis achtmal Stuhlgang, obwohl er täglich Kortikoide, nämlich Ultralan 20 mg einnimmt. Der Allgemeinzustand ist erheblich reduziert, der Patient fühlt sich elend und schwach. Hier wird folgende Behandlung durchgeführt: Drei Wochen lang Suppendiät mit Hafer- und Weizensuppe täglich, es werden nur drei Mahlzeiten erlaubt, keine Zwischenmahlzeiten, sowie zwischen den Mahlzeiten Bitterstoffe, Biovent-Tee und Biodigest, wöchentlich eine HOT mit entsprechenden Medikamenten sowie die Plasmaflasche mit 108 Gamma Ozon. Außerdem Neuraltherapie des Bauchraums und Akupunktur. Nach zehn Behandlungen hat sich das Krankheitsbild total gewandelt. Der Patient ißt jetzt Schnitzer-Normalkost.

5. Fall: Eine 17 Jahre alte Patientin
leidet seit eineinhalb Jahren an *Morbus Crohn*. Die Beschwerden bestehen in Durchfall, Darm- und Magenkrämpfen, sowie in einem stark

herabgesetzten Allgemeinzustand. Die Patientin fühlt sich schwach und elend und klagt über ständige Bauchbeschwerden. Sie leidet an Inappetenz, an häufigen Durchfallerscheinungen, die von Verstopfungsperioden abgelöst werden. Die Patientin kam in Behandlung, nachdem sie an starken Bauchbeschwerden erkrankt war mit 39,5° Fieber, mit Luftbildung im Ileumbereich mit vereinzelten Spiegelbildungen, sie war zur Operation vorgesehen. Die Behandlung bestand in strenger Diät mit anfangs Suppendiät, später Intensivkost und dann Normalkost mit wöchentlich einer HOT-Behandlung und einer Plasmaflaschenbehandlung sowie mit Neuraltherapie und Akupunktur des Bauchraums. Die Beschwerden besserten sich rasch, nur der Allgemeinzustand war noch sehr reduziert. Die Patientin wurde zusätzlich noch mit physiologischer Kochsalzlösung 250 ml, der Traumeel, Conium forte und Colchicum forte zugesetzt war, behandelt. Sie fühlte sich danach viel besser, der Stuhlgang normalisierte sich, die Bauchbeschwerden ließen nach. Zwei Monate nach Behandlungsbeginn war die Patientin beschwerdefrei. Beobachtungszeit zwei Jahre.

6. Fall: Eine 41 Jahre alte Patientin
leidet an einer *Colitis ulcerosa*, die seit fünf Jahren bekannt ist. Verdauungsbeschwerden mit Durchfällen bestehen jedoch schon seit etwa zehn Jahren. Auch hier besteht die Behandlung in einer strengen Diät nämlich mit Suppendiät, später mit erweiterter Suppendiät und Übergang zur Schnitzer-Intensiv- und Normalkost. Es werden wöchentlich eine Behandlung mit HOT und Plasmaflaschenbehandlung durchgeführt sowie der Bauchraum mit Neuraltherapie und Akupunktur behandelt. Zwei Monate nach Behandlungsbeginn werden immer noch blutige Stühle abgegeben und es treten auch noch Perioden mit Durchfall auf. Jedoch ein halbes Jahr später fühlt sich die Patientin gut, der Stuhlgang ist jetzt normal, kein Blut mehr, aber die Patientin fühlt sich allgemein noch schwach. Nach Diätfehlern treten deutlich vermehrte Stühle auf und das Allgemeinbefinden der Patientin verschlechtert sich erheblich. Nach strengerer Diät und intensiverer Behandlung bessert sich das Krankheitsbild wieder.

Chronische Hepatopathien

Auf einem internationalen Forum der Bundesärztekammer in Köln wurde festgestellt, daß es in bezug auf die Lebererkrankungen, die zu den häufigsten und schwersten Leiden zählen, *keine therapeutischen Fortschritte* gäbe. Nichtsdestotrotz erfordere ihre Behandlung jährlich mehrere Milliarden Mark.

Ich möchte kurz in Erinnerung rufen, welche Anstrengungen die Medizin unternommen hat, um der Krankheit Herr zu werden; von der Quarkwelle und der Daueresswelle mit sechs bis sieben Mahlzeiten täglich über die Glukoseinfusion, die tagelang verabreicht wurde, bis zu den verschiedenartigsten Medikamenten, wobei natürlich Kortison und Immunsuppressiva eine wichtige (kostensteigernde) Rolle einnehmen.

Bemerkenswert ist es dagegen, daß wir in der Diagnostik große Fortschritte erzielt haben, daß wir heute zwischen akut, chronisch, progressiv, Australia-Antigen-positiv und -negativ, A- und B-Hepatitis, Nicht-A- und B-Hepatitis, Fettleber, Leberzirrhose usw. unterscheiden können.

Trotzdem lautet die Antwort auf die Frage nach der Effektivität der Therapie: „Eine gute und befriedigende Lebertherapie gibt es bis heute noch nicht!"

Ich denke, daß wir das Krankheitsbild der Hepatopathie falsch sehen und falsch angehen und daß eine solche Resignation nicht nötig ist und zwar aus zwei Gründen:

1. Wir liegen mit unserer derzeitigen Diagnostik falsch und
2. wir müssen unsere Therapie auf die verbesserte Diagnose ausrichten.

Biologische Medizin bedeutet, daß man nicht nur einen Sektor der Krankheit aus dem Blickwinkel seines eigenen, notgedrungen engen Fachgebietes heraus betrachtet, sondern daß man jedes Krankheitsbild umfassend sieht. Wie schön, daß es Mikroskop und Elektronenmikroskop, Ultraschall und Computertomographie usw. gibt. Theoretisch-wissenschaftlich gesehen sind unsere Erkenntnisse heute sehr fortschrittlich. Ich bin der letzte, der sie vermissen möchte. Aber manchmal liegen sie im wahrsten Sinne des Wortes etwas zu weit vom Patienten weg.

Was ich jeden Tag zu sehen bekomme, ist der Kranke und sein Blut.

Wenn man jahrzehntelang diagnostische und therapeutische Blutentnahmen vornimmt, fällt einem die völlige Verschiedenheit der Blutbeschaffenheit auf und wenn man ein bißchen Glück hat, kann man auch die Veränderung der Blutkonsistenz rein visuell beobachten und mit der Veränderung im klinischen Befund des Patienten in Beziehung setzen.

Erst in den letzten Jahren beginnt man innerhalb der Forschung, sich mit der Zusammensetzung des Blutes, mit der Viskosität und mit dem Venendruck zu befassen und, da tritt erstaunliches zutage.

Ich meine, das Blut, das täglich in unserem Inneren kreist, ist möglicherweise wichtiger als ein paar Trümmer von irgendwelchen Viren, die wir nur mit den raffiniertesten Methoden sichtbar oder auch erahnbar machen können, insbesondere, wenn wir die Erkenntnisse der Bakteriologie einbeziehen. Danach ist für jeden Parasit der richtige Nährboden erforderlich, andernfalls wächst er eben nicht. Oder anders ausgedrückt: die Tatsache, daß solche Fremdkörper in unserem Blut wachsen, zeigt, daß die Zusammensetzung des Blutes nicht stimmt.

Unser Forschungsinteresse müßte also dem Blut gelten. Die Fixierung der Medizin auf das kranke Organ mit dem Bemühen, die Diagnose durch weitere Ultra-Methoden zu verbessern, ist falsch.

Daher meine Forderung:

Die Medizin sollte die Blutsäule zu ihrem Hauptforschungsziel erklären!

Nicht das Organ, sondern die Versorgungsbasis, d. h. das Blut muß bei unseren Überlegungen in den Vordergrund treten.
Das Überangebot von Stoffwechselgiften belastet unsere Leber übermäßig, und so kommt es zur zunehmenden Erkrankung der Leber und zur resignierenden Aussage der Medizin, die Leberkrankheiten seien unbeeinflußbar. Die logisch orientierte Therapie muß also dementsprechend zwei Dinge bei der Lebertherapie berücksichtigen:

1. Besserung bzw. Heilung des Verdauungstraktes durch diätetische und entzündungshemmende Maßnahmen
2. Besserung bzw. Heilung des kranken Blutes durch Eliminierung der Stoffwechselschlacken. Das führt zur Normalisierung der Blutliquidität, d.h. zur Normalisierung der Mikrozirkulation.

Aus meiner Erfahrung mit Hepatopathien kann ich sagen, daß sich die allermeisten Fälle der chronischen Hepatitis, der chronischen Lebererkrankung, durch biologische Maßnahmen erstaunlich gut beeinflussen lassen.

Therapie:

Ich lasse beispielsweise vier bis sechs Wochen lang abends bei Bedarf, d.h. wenn Blähungen bestehen, einen kalten Prießnitzwickel machen.

Diese Maßnahme ist aus folgendem Grund wichtig: Gärung, d.h. Blähungen, die so stark sind, daß sich die Bauchdecken vorwölben und den Patienten erheblich belästigen, werden durch einen kalten Prießnitzwickel fast momentan beseitigt. Der kalte Wickel läßt die Darmgärung, die hier ausschließlich für diese Bauchschmerzen verantwortlich ist, so schnell zusammenfallen wie der Hefekuchen zusammenfällt, wenn er dem kalten Luftstrom ausgesetzt ist. *Warme Leibwickel sind immer falsch.* Der kalte Wickel beseitigt zunächst, und zwar sofort die Gärung, danach erwärmt er sich durch Körperwärme und sorgt damit für eine wohltuende Entspannung. Man mache also kalte Leibwickel, sogenannte Prießnitzwickel, immer dann, wenn die Patienten Darmkoliken haben.

Die bisher „spezifischen" therapeutischen Lebermittel, insbesondere natürlich auch Kortisone und Immunsuppressiva werden abgesetzt. Entsprechend der pathologischen Laborparameter der Hepatopathie, wobei ja immer Viskositätsveränderungen, Venendrucksteigerung, Verminderung der Fließgeschwindigkeit, Erythrozytenrigidität, Transaminasen-Befunde, Gamma-GT-Veränderung und ähnliches festgestellt werden, müssen biologische Therapeutika eingesetzt werden. Der Venendruck wird durch regelmäßige Blutentnahmen, also den Aderlaß, reguliert, die Stoffwechselstörungen werden durch O_2-Anreicherung, insbesondere durch die HOT oder durch entsprechende O_2-Anreicherungen verbessert und selbstverständlich werden all diese Maßnahmen durch biologische Medikamente, z.B. Hepeel, Chelidonium-Homaccord, Lycopodium-Injeel, Nux-vomica-Homaccord, Carbo compositum, Engystol, Echinacea compositum in reichem Maße unterstützt. All diese Medikamente tragen zur Verbesserung der Fluidität der rigiden Blutsäule bei und werden etwa ein- oder zweimal in der Woche gegeben. Durch diese Maßnahmen werden gleichzeitig bestehende Entzündungsvorgänge im Magen- und Darmtrakt, im Bindegewebe und in den Kapillaren beseitigt und die Mikrozirkulation, die ja letzten Endes unseren Gesundheitszustand maßgeblich bestimmt, verbessert bzw. normalisiert. Neuraltherapie oder auch die Akupunktur werden im Bedarfsfall in die Behandlung integriert.

Fallbeispiele:

Die folgenden sieben Fälle von Hepatopathie sind ausgesuchte Krankheitsfälle. Es liegen exakte Klinikbefunde und ausgedehnte Laborparameter, vielfach auch mit Leberpunktionsbefunden, vor. Die Zahl der Krankheitsfälle könnte beliebig erweitert werden.

1. Fall: H. R., männl. 71 Jahre, leidet an Leberzirrhose, Aszites und Diabetes mellitus. Der Patient hatte schon drei Herzinfarkte. Der Aszites besteht seit zwei Jahren. Leib stark gespannt, Nabel verstrichen und vorgewölbt, Zuckerwerte zwischen 200–400 mg%, nach einem halben Jahr Behandlung ist der Aszites verschwunden. Leberschwellung geringer, Milz nicht mehr tastbar, Diabetes nicht mehr nachweisbar. Patient fühlt sich wohl. Keine Medikamente mehr.
2. Fall: L. W., weibl., 70 Jahre, leidet an einer Leberzirrhose mit Caput medusae. Schon seit fünfzehn Jahren in Behandlung. Leberfermente leicht erhöht (SGOT 50–70 U/L, SGPT 30–40 U/L). Heute Leberbefunde normal. Keine Entzündungszeichen. Keine fortschreitende Zirrhose zu erkennen. Keine Medikamente mehr.
3. Fall: E. K., weibl., 60 Jahre, leidet an einer Leberzirrhose mit Splenomegalie und Ösophagusvarizen und Caput medusae. Sehr schweres Krankheitsbild: SGOT und SGPT ca. 200–400 U/L, heute zwischen 30–40 U/L. Eisenmangelanämie, vorher mehrfach in klinischer Behandlung, heute zwar reduziert, aber fast beschwerdefrei. Patientin hat ihre schwere Leberzirrhose sozusagen schon lang überlebt. Keine Medikamente mehr.
4. Fall: K. B., männl., 42 Jahre, leidet an Non-A – Non-B-Hepatitis, Milzvergrößerung, Ausgangswerte SGOT 120 U/L, SGPT 280 U/L, Gamma-GT 30 U/L, Eisen 164 Gamma %. Nach einem Vierteljahr Behandlung SGOT 23 U/L, SGPT 31 U/L; alle anderen Werte normal. Patient ist beschwerdefrei. Keine Medikamente mehr.
5. Fall: B. R. männl., 29 Jahre, leidet an „beträchtlichem Leberparachymschaden mit degenerativen Hepatozytenveränderung“ und einer portalen und perisinusoidalen Fibrose, SGOT 50 U/L, SGPT 76 U/L. Nach einem halben Jahr Behandlung sind alle Befunde normal. Subjektiv keine Beschwerden, keine Medikamente mehr.
6. Fall: D. G. weibl., 35 Jahre, leidet an einer chronisch-aggressiven Hepatitis. Leber und Milz vergrößert. Nimmt Kortison und Immurek, SGOT und SGPT erhöhte Werte um 40–50 U/L. Serum-Bilirubin erhöht um 1,5 mg%. Klinik: chronisch-aggressive Hepatitis mit zirrhotischem Umbau des Leberparenchyms. Zeichen der portalen Hypertension, Milzvergrößerung. Deutliche Progression. Krankheitsbild seit 1975 bekannt. Nach der Behandlung: Kein Entzündungszeichen mehr. SGOT und SGPT um 20 U/L. Serum-Bilirubin zwischen 1 und

1,5 mg%. Kein Fortschreiten der Erkrankung zu erkennen. Keine Medikamente mehr.

7. Fall: K. R., männl., 63 Jahre, leidet seit 1975 an einer Leberzirrhose mit koronarer Mangeldurchblutung und Adipositas. Transaminasen um 500 U/L. Schweres, drei- bis viermal jährlich rezidivierendes Erysipel des linken Unterschenkels mit drei bis vier Wochen Krankheitsdauer bei hohem Fieber. Der Patient ist seit 1977 in Behandlung: alle Leberwerte normal. Keine Angina-pectoris-Anfälle mehr, kein Erysipelrezidiv mehr, Adipositas besteht weiterhin. Keine Medikamente mehr.

Asthma bronchiale

Bronchialasthma ist ein Leiden, welches bekanntlich mit Anfällen von akuter hochgradiger Atemnot bei erschwerter Ausatmung einhergeht. Verantwortlich ist die spastische Kontraktion der feinen Bronchialäste, eine Schleimhautschwellung und die Absonderung eines zähflüssigen Schleimes aus den Bronchialdrüsen.

Es werden heute drei Gründe für die Entstehung des Bronchialasthmas angeführt:

1. Eine anatomische Komponente: wobei das Asthma auf der Grundlage einer chronischen Bronchitis entsteht.
2. Eine neuropathische Komponente: wobei das Asthma auf einer abnormen Erregbarkeit des Nervus vagus beruht, d. h. Krampf der Bronchien durch reflektorische oder zentrale Vagusreizung.
3. Eine allergische Komponente: wobei Allergene wie Hausstaub, Leder, Bettfedern, Tierhaare, Schimmelpilze, Medikamente, Klimafaktoren usw. usw. einen Anfall auslösen können.

Eine große, sicherlich die größte Gruppe der Asthmatiker, wird von der ersten Gruppe gebildet, d. h. Asthma ist auf der Grundlage der chronischen Bronchitis entstanden. Daß heutzutage dabei auch die Medikamentenallergie mit hineinspielt, ist jedem erfahrenen Arzt geläufig. Es gibt kaum noch eine Bronchitis, die nicht mit großen Dosen Antibiotika behandelt wird und die immer wieder, auch wenn sie längst chronisch geworden ist, mit immer stärkeren Medikamenten in steigenden Dosen „versorgt" wird. Durch diesen Medikamentenabusus werden bekanntlich auch die Darmflora und der Verdauungsvorgang gestört. Nach meinen jahrzehntelangen systematischen Untersuchungen des Verdauungstraktes mit der röntgenologischen Magen-Darm-Passage gibt es keinen Asthmatiker, der nicht eindeutige Störungen im Magen und Darm aufweist.

Chronische Entzündungsvorgänge stellen einen locus minoris resistentiae (einen Schwachpunkt) dar. So kommt es, daß heute so viele akute Entzündungen, hier akute Bronchienentzündungen, chronisch werden. Der Körper ergreift die Gelegenheit, um krankhafte Stoffwechselprodukte, die das Blut verändern, in der sogenannten Exkretionsphase zur Ausscheidung zu bringen: chronische Bronchitis. Hieraus wäre zu schließen, daß die Behandlung des Asthmas im Bauchraum beginnen muß, es sei denn, es liegen eindeutig und ausschließlich eine Allergie bzw. eine Vagusübererregung vor. Das aber ist nach meiner Erfahrung ziemlich selten, die Verdauungsorgane sind bei chronischen Lungenleiden immer beteiligt, in seltenen Fällen kann auch noch eine Vagusreizung und eine Allergie hinzukommen.

Meine Behandlung ist aufgebaut auf der Regeneration bzw. Heilung der Verdauungsorgane sowie auf der Beseitigung der chronischen Entzündungsvorgänge der Bronchien.

Zusammenfassung über 21 Fälle von leichtem Asthma bronchiale ohne Anfälle

Von diesen 21 Fällen waren nach zwei Wochen bis vier Monaten Behandlung die zum Teil seit Jahren bestehenden Krankheitsbilder wie folgt verändert:

beseitigt	gebessert	unverändert	verschlechtert	Behandlung abgebrochen
11	7	1	0	2

Bei strenger Schnitzerkost gibt es keinen Versager. Der Fall, der keine Besserung aufwies, hielt keine Diät ein. Die sieben gebesserten Fälle nahmen keine Schnitzerkost zu sich, hielten aber drei Mahlzeiten pro Tag ein. Den beiden Fällen, die die Behandlung abbrachen, war die Anreise zu weit.

Zusammenfassung von 21 Fällen von mittelschwerem Asthma bronchiale mit Anfällen.

Aus diesen 21 Fällen ist zu ersehen, daß sich das Asthmaleiden mit hauptsächlich nächtlichen Atemnotanfällen umso besser beeinflussen ließ, je genauer die Diät durchgeführt wurde. Nur in einem Fall war ein völliges Versagen der Therapie feststellbar. Der Patient führte ein völlig ungeordnetes Leben, ist außerdem Alkoholiker. Trotzdem fühlte er sich nach den Behandlungen mit HOT und Aderlaß jedes Mal viel besser, bis er nach ca. zwölf Jahren an Herzversagen starb.

beseitigt	gebessert	unverändert	verschlechtert	Behandlung abgebrochen
17	1	1	0	2

Zusammenfassung von 18 Fällen mit schwerem Asthma bronchiale mit schweren Anfällen

Auch bei diesen schweren Fällen von Asthma ist der Erfolg weitgehend von der Diät abhängig. Von den unveränderten Fällen hätte noch mancher gebessert werden können, wenn z. B. eine strenge Schnitzer-Normalkost eingehalten worden wäre. Auffallend auch hier, daß sich in keinem Fall eine Verschlechterung des Asthmas eingestellt hat.

beseitigt	gebessert	unverändert	verschlechtert	Behandlung abgebrochen
4	7	5	0	2

Alle 60 Fälle von Asthma zusammengefaßt ergeben folgendes Resultat:

beseitigt	gebessert	unverändert	verschlechtert	Behandlung abgebrochen
32	15	7	0	6

Verzögerte Knochenheilung nach Frakturen sowie Störungen der Knochengrundsubstanz (Osteoporose)

Es ist normal, daß ein frakturierter Knochen nach Ruhigstellung knöchern fest verheilt, meist in einem Zeitraum von vier bis sechs Wochen.

Ich möchte einige Überlegungen bei verzögerter Heilung bzw. bei nicht eintretender knöcherner Verbindung zur Diskussion stellen. Verzögerte Heilung muß durch eine Störung im Bereich des Periosts (Kambiumschicht bzw. *Sharpey*- Fasern) bedingt sein.

Mit anderen Worten, die Durchblutung im Periost ist gestört. Eine ursächliche Therapie müßte also mit Überlegungen der Durchblutungssteigerung dort beginnen.

Aus den Forschungen der letzten Jahre wissen wir, daß die Blutviskosität und die Blutfluidität für den Stoffwechsel eine große, möglicherweise die entscheidende Rolle spielen.

Kranke Organe, ganz gleich, ob Herz oder Leber, ob Haut oder Zähne oder ob Knochengerüst, alle kranken Organe haben einen erhöhten Bedarf an Stoffen, welche die Regeneration gewährleisten. So lange sie nicht krank oder auf unseren Fall gemünzt, nicht frakturiert sind, mag die Versorgung über den Blutstrom – wie er auch immer sei – ausreichen, obwohl wir oft genug erleben, daß die Versorgung, d. h. die Ernährung vermindert ist, was sich in Erkrankungen dort zeigt, besonders mit fortschreitendem Alter oder bei Belastung, z. B. als Erkrankung der Knochensubstanz (Osteoporose!).

Wenn die Heilung unterbleibt, bringt der normale Blutstrom aber offensichtlich nicht genügend Nährstoffe bzw. Regenerationsstoffe an ein krankes Organ bzw. an einen frakturierten Knochen heran.

Dementsprechend müssen wir unsere Aufmerksamkeit dem Blut zuwenden, das für den Krankheitsfall fluider, flüssiger und möglicherweise auch „inhalts"-reicher sein sollte.

Therapie

Die Therapie der verzögerten oder nicht heilenden Knochenfraktur sowie der Osteoporose erfordert ganz besonders sorgfältige Maßnahmen, möglicherweise deshalb, weil das Periost (die Knochenhaut), von dem die Heilung ausgeht, besonders empfindlich reagiert.

Beide, die Fraktur und die Osteoporose, sind heilbar! Wenn auch mit einer Reihe von einschneidenden Maßnahmen.

1. Wie immer ist als erster Eingriff der Aderlaß zur Blutverdünnung und zur Viskositätsverbesserung unbedingte Voraussetzung.
2. Die Sauerstoffanreicherung der Erythrozyten und damit des Blutes und des Gewebes ist eine weitere Notwendigkeit.

3. Auch die Medikamentenversorgung mit biologisch-homöopathischen Arzneien versteht sich von selbst.

4. Die Ausheilung des kranken Verdauungstraktes durch entsprechende Diät ist ebenso selbstverständlich, weil der Bauchraum bei all diesen Patienten krank ist, sonst wäre der frakturierte Knochen geheilt und die Osteoporose nie aufgetreten.

5. Die wichtige Maßnahme, die hier noch zu bedenken ist, richtet sich auf den Eiweißstoffwechsel. All diese Patienten haben Eiweißablagerungen (Eiweißdepots nach Prof. *Lothar Wendt)* in den Gefäßen (Basalmembran der Kapillaren), wodurch die Blutzirkulation, die sogenannte Mikrozirkulation in den feinen Haargefäßen (Kapillaren), empfindlich gestört, d. h. verlangsamt ist. Besonders bei älteren Patienten kann man häufig ein Ansteigen der Eiweißmetaboliten (wie Ammoniak, Phenole, Indole, Amine und Endotoxine) feststellen, was beweist, daß die toxische Konzentration von Eiweiß-Abbauprodukten im Blut zunimmt und in den Gefäßen und im Mesenchym abgelagert wird.

   Auch die Veränderung des Harnstoff-Stickstoffgehaltes im Serum zeigt die Eiweißüberfütterung deutlich an. Hier ist strenge Karenz von tierischem Eiweiß (Fleisch, Wurst, Fisch, Ei und Käse) erforderlich, und das über ca. ein Vierteljahr.

   Die Eiweißversorgung des Körpers beim Eiweißfasten geschieht zunächst aus den Depots der Gefäße und des Interstitiums (Bindegewebe), bis diese Ablagerungen abgebaut sind. Sie erfolgt aber im übrigen vollwertig aus dem *vollen Korn,* welches genügend *pflanzliches* Eiweiß enthält, um die Dauerversorgung mit Eiweiß zu gewährleisten. Es versteht sich von selbst, daß eine *vollwertige* Eiweißversorgung des Körpers (ohne tierisches Eiweiß) nur gegeben ist, wenn zweimal, besser dreimal täglich pflanzliches Eiweiß in Form von Getreide konsumiert wird.
   Dieser Forderung entspricht die Schnitzerkost in fast idealer Weise, indem sie zum Frühstück das Müsli, mittags das volle Korn, eingeweicht oder gekeimt und abends das Vollkornbrot empfiehlt.

Mit diesen einschneidenden Maßnahmen ist es mir gelungen, in bisher allen Fällen von therapieresistenten Knochenfrakturen und Osteoporose, die ich zu sehen bekam, Heilung zu erzielen.

Fallbeispiele:

1. Fall: E. A. weibl. 42 Jahre,
hat sich bei einem Sturz einen Unterschenkelbruch (Tibiafraktur) zugezogen, der wie üblich mit einem Unterschenkelgips versorgt wurde. Nach sechs Wochen wurde der Gips abgenommen und eine Röntgenaufnahme gemacht. Ergebnis: keine Heilung, keine Knochenneubildung. Erneuter Gips für sechs Wochen: auch hier wieder keine Heilung, absolut keine Zeichen einer Ossifikation, die Knochenenden liegen wie tot aneinander und zeigen keine Wachstumszeichen.
Nach sechs Wochen in meiner Behandlung: deutliche Heilungstendenz, nach weiteren sechs Wochen wird ein Gehgips angelegt, nach weiteren Wochen knöchern fest verheilt.

2. Fall: M. R. männl. 24 Jahre
mit Unterarmfraktur (beide Knochen). Auch hier ist nach zehn Wochen keine Heilungstendenz mit Knochenneubildung zu erkennen. Nach Behandlungsbeginn ist innerhalb von sechs Wochen eine feste knöcherne Verbindung eingetreten, der Gips kann entfernt werden.

3. Fall: O. K. männl. 18 Jahre
hat sich bei einem Motorradunfall eine Schien- und Wadenbeinfraktur zugezogen. Die Tibia (Schienbein) wurde genagelt. Es hat sich jedoch um einen Trümmerbruch gehandelt und die einzelnen Bruchstücke zeigten Abstoßreaktionen, der Arzt sprach von einer Amputation.
Acht Wochen nach dem Unfall Beginn der Behandlung durch mich. Innerhalb von zwei Monaten waren die Bruchstücke verheilt, es wurde ein Gehgips angelegt und zwei Jahre später der Nagel entfernt.

4. Fall: M. K. weibl. 60 Jahre,
leidet an einer Osteoporose und ist seit Jahren deswegen in Behandlung. Sie hat fast unerträgliche Rückenschmerzen, bisher haben alle Behandlungen, beim Hausarzt und in der Klinik, keine Besserung gebracht. Es ist bereits eine Skoliose eingetreten.
Die Behandlung beginnt nach dem üblichen Schema und zeigt bereits drei Wochen nach Behandlungsbeginn ein Nachlassen der Rückenschmerzen. Weitere acht Wochen später ist die Patientin völlig beschwerdefrei, kann ihrer Arbeit im Haushalt wieder voll nachgehen und sich ohne Einschränkungen frei bewegen.

5. Fall: P. R. männl. 76 Jahre,
leidet an Osteoporose, ist deswegen häufig in verschiedenen Krankenhäusern behandelt worden, auch der Hausarzt bemüht sich seit Jahren um eine Linderung. Die Beschwerden im Rücken haben aber trotzdem ständig zugenommen und eine Stärke erreicht, die den Patienten völlig verzweifeln lassen.
6 Wochen nach Behandlungsbeginn ist bereits eine deutliche Besserung eingetreten, weitere sechs Wochen später ist der Patient so gut wie beschwerdefrei, gelegentlich tritt noch ein leichter – aber erträglicher – Schmerz in der Wirbelsäule im Bett auf, aber der Patient ist überglücklich über die große Erleichterung und setzt die Behandlung und die Diät mit Begeisterung fort.

Kopfschmerzen und Migräne

Schon vor dreitausend Jahren wurden die typischen Symptome von Migräne auf babylonischen Keilschriften festgehalten und heute gelten die Migräne und der Kopfschmerz noch immer als rätselhaft.

Von vielen Geistesgrößen der Geschichte ist bekannt, daß sie an Migräne gelitten haben, z. B. *Cäsar*, *Bismarck*, *Beethoven*, *Richard Wagner* oder *Shelley*, was dazu beigetragen hat, die Krankheit zu mystifizieren. Bei der Durchschnittsbevölkerung tritt die Krankheit bis zu 80 % bei Frauen auf, sie beginnt häufig schon im Kindesalter.

Schillernd wie die Symptome wurden und werden immer noch die verschiedensten somatischen, psychischen, wie psychosomatischen Ursachen vermutet. So werden körpereigene und körperfremde Giftstoffe, Allergien, Epilepsien, Augenfehler, meteorologische Einflüsse, Fehlhaltung und Wirbelsäule und vieles andere als mögliche Ursache debattiert. Auch Gefäßerkrankungen, Störungen im Histamin- und im Serotoninhaushalt werden vermutet, und auch die Thrombozyten wurden schon als mögliche Verursacher angesehen. Neuerdings wurden auch Morphine, Endorphine und die sogenannten Rezeptoren in den Gefäßwänden in die Betrachtung mit einbezogen, ohne daß das Krankheitsbild geklärt werden konnte.

Kopfschmerzen können bei allen möglichen Krankheiten, aber auch ohne Organbezogenheit als selbständige Krankheit auftreten. Sie können von leichtem bis schwerem Charakter sein und gelegentlich bis häufig oder fast dauernd in Erscheinung treten. Sie können in Scheitelhöhen, in den Augenhöhlen oder im Hinterkopf vorhanden sein und ein- oder doppelseitig sich zeigen.

Eine Sonderform des Kopfschmerzes ist die Migräne, auch Hemikranie genannt. Darunter versteht man anfallsweise auftretende Kopfschmerzen, die stunden- oder tagelang anhalten können, meist einseitig und nicht selten mit Brechreiz, Lichtscheu, Flimmern vor den Augen sowie mit Sehstörungen verbunden sind.

In beiden Fällen nimmt man heute an, daß zuerst ein Gefäßkrampf und später bei Schmerzbeginn eine Gefäßdilatation der Hirngefäße auftritt. Diese Gefäßirritationen werden m. E. durch Toxine hervorgerufen, die von dem krankhaft veränderten Bauchraum geliefert werden. Wenn meine Theorie stimmt, müßten sich also derartige Kopfschmerzen mit meiner Methode beeinflussen lassen und diese Methode besteht darin, den krankhaft veränderten Bauchraum zur Ausheilung zu bringen und das krankhafte, toxische Blut zu sanieren.

Therapie

Es wird eine Körnersuppendiät von drei Wochen Dauer und danach eine Aufbaukost für ebenfalls drei Wochen verordnet, die gekochte Körner und rohes Gemüse und Salate enthält. Danach wird für weitere sechs Wochen Schnitzer-Intensiv- und später Schnitzer-Normalkost verordnet.

Vor ärztlicher Seite wird ein- bis zweimal pro Woche eine Blutbehandlung – mit der HOT oder mit O_2-O_3-Mischung – durchgeführt und das für ca. ein Vierteljahr lang.

Außerdem wir Biovent und Biodigest zur Einnahme zwischen den Mahlzeiten verschrieben und der Patient muß abends für vier Wochen vor dem Schlafengehen einen Darmeinlauf machen.

Zusammenfassung

Bei exakter Durchführung der beschriebenen Maßnahmen ist es mir in den meisten Fällen von Kopfschmerzen oder Migräne gelungen, die Beschwerden vollkommen oder wenigstens teilweise zu beseitigen. Rückfälle habe ich selten erlebt, wenn man davon absieht, daß im ersten halben Jahr oder auch ein ganzes Jahr lang die ersten Krankheitserscheinungen (Prodomalstadium) möglichst sofort mit der beschriebenen Blutbehandlung nachbehandelt werden sollen.

Hypertonie (Bluthochdruck)

Die Ursachen der Hypertonie sind die gleichen wie bei den vorher aufgeführten Erkankungen. Sie liegen auch hier im kranken Verdauungstrakt. Die Therapie geht darum die gleichen Wege, wie ich sie bisher beschrieben habe.

Fallbeispiele

1. Fall: G. R., männl, 40 Jahre,
   leidet seit etwa zwanzig Jahren an Hypertonie. Hypertoniewerte liegen etwa bei 200 bis 220/120 mmHg. Darüberhinaus bestehen seit Kindheit täglich Kopfschmerzen mit eingeschalteten Migräneanfällen, Schmerzen im Verdauungsorgan, besonders im Oberbauch, Geruchsüberempfindlichkeit und Ekel vor Fleisch und Wurstwaren. Der Patient ist in letzter Zeit sehr müde und nicht mehr in der Lage, den Beruf richtig auszuüben. Er hat die üblichen Antihypertonika eingenommen, die er allerdings vor einigen Jahren absetzte, da kein Erfolg festzustellen war und der Patient Medikamente nicht gut vertragen konnte. Da der Patient außerdem an erheblichem Übergewicht litt, wurde eine sehr strenge Einleitungsdiät verordnet, hauptsächlich Suppendiät, später Schnitzer-Intensiv- und Schnitzer-Normalkost. Der Patient war insgesamt zwei Monate in Behandlung. In dieser Zeit fiel der Blutdruck von 200/120 auf 130/90 mm Hg. Er wurde beschwerdefrei und voll arbeitsfähig.
2. Fall: F. D., männl., 67 Jahre,
   hat vor sechs Wochen einen Herzinfarkt durchgemacht. Blutdruckwerte lagen bei 200/100 mmHg, gelegentlich auch darüber. Der Patient klagt außerdem über Herzbeschwerden mit Angina pectoris, Verdauungsbeschwerden u. ä. mehr. Außerdem fühlt er sich allgemein schwach und nicht leistungsfähig. Er ist von Beruf Künstler und hat eine anstrengende Tätigkeit, da er Glasmalerei betreibt. Er wurde mit reichlich Herzmitteln und Antihypertonika versehen. Der Patient bekommt eine strenge Diät und wird mit Schnitzer-Intensiv- und später mit Schnitzer-Normalkost ernährt, außerdem bekommt er Strodival und Rivadescin. Zwei Monate nach Behandlungsbeginn liegen die Blutdruckwerte bei 140/90 mmHg, Herzmittel und antihypertonische Mittel werden nur noch bei Bedarf eingesetzt. Der Patient kommt weiterhin alle 4 Wochen zur Behandlung, wobei die hämatogene Oxyda-

tionstherapie, die HOT, gelegentlich auch die Therapie mit dem Ozonosangerät verabreicht wird. Die Blutdruckwerte liegen fast ständig bei 130/80 mm Hg bis 140/90 mm Hg. Nach etwa einem halben Jahr wird der Patient wieder nachlässig in der Diät und ißt die übliche Kost, Blutdruckwerte steigen wieder auf 180/100. Wie vorausgesehen erleidet er einen Präinfarktzustand mit Herzschmerzen und anginösen Zuständen, aber es konnte kein neuer Infarkt nachgewiesen werden. Als er wieder auf strenge Intensivkost gesetzt wurde, gehen die Blutdruckwerte zurück, diesmal auf 140/80. Der Patient fühlt sich dabei wohl. Er ist voll arbeitsfähig und das seit vielen Jahren.

3. Fall: Im folgenden Fall handelt es sich um eine Langzeitbeobachtung.
W. D., weibl., 34 Jahre
hat nach einer Pyelonephritis einen Blutdruck von 170/110, der auf keine Medikation anspricht. Die Patientin hat auch deshalb von sich aus alle hypertonischen Mittel abgesetzt. Meine Behandlung bestand in Blutentnahmen mit HOT, Aderlaß und gelegentlichen Behandlungen mit dem Ozonosangerät. Die Diät wurde frei von tierischem Eiweiß gestaltet, insbesondere das Müsli morgens verabreicht. Etwa ein halbes Jahr nach Behandlungsbeginn sind die Blutdruckwerte schon erheblich gefallen und liegen bei 150/90. Bei dieser Diät blieben die Blutdruckwerte ständig niedrig. Die Patientin wurde später auf Schnitzer-Intensiv- bzw. auf erweiterte Schnitzer-Vollkost gesetzt. Es liegt eine Beobachtungszeit von zwölf Jahren vor. Die letzten Blutdruckwerte waren 140/90. Die Patientin ist völlig beschwerdefrei und nimmt keinerlei Medikamente ein.

4. Fall: Ebenfalls ein Langzeitbeobachtungsfall.
L. Ch., weibl., 81 Jahre,
ist bei mir seit fünfzehn Jahren in Behandlung. Es bestanden damals eine Hypertonie von etwa 250/140, Herzinsuffizienzerscheinungen, Extrasystolie und schwere anginöse Beschwerden. Die Patientin wurde über Jahre entsprechend der heutigen Schnitzerkost tierisch-eiweißfrei bzw. eiweißarm mit Körnerfrühstück ernährt. Unter diesen Maßnahmen (auch Fasten) sank der Blutdruck bald nach Behandlungsbeginn, also nach einem Jahr auf 140/90 und ist mit Schwankungen z. B. nach drei Jahren 130/100, nach vier Jahren 140/90, nach sieben Jahren 140/90, nach fünfzehn Jahren 150/80 stehengeblieben. Die Patientin nimmt keine antihypertonischen Mittel ein und keine Herzmittel, sie fühlt sich wohl und kommt einmal im Monat zur Behand-

lung wegen ihres erhöhten Venendrucks und der Viskositätssteigerung, wobei die Behandlung mit HOT und Ozon durchgeführt wird. Sie ist völlig beschwerdefrei und hat ihre Freundinnen bereits um viele Jahre überlebt, obwohl ihre Ausgangsposition vor fünfzehn Jahren äußerst schlecht war.

5. Fall: F. R., männl., 45 Jahre
hatte eine Hypertonie von 200/100 mmHg, die seit vielen Jahren besteht. Wegen Verdauungsbeschwerden und Ulcus ventriculi wurde bereits ein Billroth II durchgeführt und zudem bestehen rheumatische Beschwerden, Prostatahypertrophiezeichen, Kreuzschmerzen und vieles andere mehr. Im ersten Vierteljahr der Behandlungszeit hat der Patient sehr streng die Diätmaßnahmen neben der Behandlung mit HOT und Ozonosan durchgeführt. Der erhöhte Blutdruck sank daraufhin rasch auf 140/80. Dem Patienten ging es wesentlich besser, die Diät wurde ziemlich streng eingehalten. Medikamente wurden kaum noch genommen, der Patient kam etwa einmal im Monat zur Behandlung. Nach einem weiteren Jahr war die häufig zu beobachtende Ermüdung in Bezug auf die Diätdurchführung eingetreten. Er aß wieder viel Fleisch und Süßigkeiten und der Blutdruck stieg auf 180/120 an. Daraufhin wurden wieder Intensivkost und vermehrte Blutbehandlungen vorgenommen und der Blutdruck sank prompt innerhalb von drei Wochen auf 140/90. Der Patient fühlte sich sehr wohl und hatte keinerlei Beschwerden mehr, allerdings wurde die Diät nicht mehr ständig streng durchgeführt. Es wurden Fleischtage eingeschaltet, trotzdem blieb der Blutdruckbefund gut. Im Durchschnitt lag er bei 150/90. Es bestanden neun Jahre Beobachtungszeit.

Der Schlaganfall des Herzens und des Gehirns (Infarkt und Apoplexie einschließlich Vorzustand und Wiederholungs„schlag")

Trotz aller Fortschritte der Medizin, trotz aller ausgezeichneten diagnostischen Möglichkeiten, die uns die moderne Technik heute bietet, für den Infarkt gilt heute noch das gleiche wie vor Jahrzehnten: Man hat nur Theorien über die „Krankheit des Jahrhunderts" und keine klare Vorstellung, wie man sie verhindern könnte. Damit kann und will ich mich als Arzt nach langjähriger Patientenbeobachtung nicht zufrieden geben.

Aber alle Untersuchungen wie EKG, Computertomogramm, Röntgen, Laboranalysen, Angiographie, Ultraschall usw. bringen nichts.

Bei all diesen Untersuchungen ist nicht berücksichtigt worden, daß das Organ, d. h. das Herz oder das Gehirn *vor* dem Schlaganfall nicht in Ordnung war.

Ich möchte noch einmal betonen: Das Organ ist nicht von sich aus krank, sondern die Ver- und Entsorgung, d. h. die Zu- und Abfuhr stimmen nicht. Diese Funktion aber kommt dem Blut und der Lymphe zu. Also müssen Blut und Lymphe nicht in Ordnung sein.

Wenn ein Organ *von sich aus* versagt, d. h. wenn die Organzellen ihre Funktion einstellen, versagt es aus Altersschwäche und das wäre voraussichtlich mit neunzig oder hundert Jahren oder gar noch später der Fall. Wenn ein Organ früher seine Funktion einstellt, ist es schlecht durchblutet. Seit ich gelernt habe, diese Befunde richtig auszuwerten, die Methode der Vorbeugetherapie richtig anzuwenden und zeitig genug durchzuführen, habe ich erleben dürfen, daß bei gefährdeten Patienten keine, bzw. keine neuen Schlaganfälle aufgetreten sind. Das rechtfertigt m. E. jede Aufwendung, denn dies ist wahre Prophylaxe, womit eine Katastrophe häufig verhindert werden kann.

Die medizinische Lehrmeinung unterscheidet zwischen:

1. *Gefäßverschluß*, der zur Folge hat, daß das hinter ihm liegende Gebiet nicht mehr ausreichend mit Blut versorgt wird und infolge Sauerstoffmangels zugrunde geht. Dies kann aus den verschiedensten Gründen stattfinden, z. B. Gefäßsklerose, Ablagerungen und Embolie

und

2. der *Gefäßruptur*, wobei infolge Austritts von Blut aus dem Gefäß eine Zerstörung des Gewebes eintritt. Dafür werden hauptsächlich Hypertonie, Arteriosklerose und Aneurysma (sackartige Gefäßwandausweitung) verantwortlich gemacht. Diese Massenblutung des Gewebes macht etwa 10 % der Fälle aus und setzt irreparable (unheilbare) Schäden.

Risikofaktoren, wie z. B. das Rauchen und die Fettstoffwechselstörung (Hypercholesterinämie) gelten heute für beide Arten von Gefäßschäden als verursachend, sind aber im Rahmen des allgemeinen Stoffwechselschadens zu sehen, d. h. ein Faktor allein reicht m. E. nicht aus, um einen „Schlaganfall" auszulösen, es muß auch die Blutbeschaffenheit (Viskosität, Zusammensetzung, Aggreabilität, Sauerstoffgehalt, Venendruck usw.) beachtet werden.

Für 90 % aller Infarktfälle soll die mangelnde Blutversorgung die Ursache sein.

Diese stark vereinfachte Darstellung kann natürlich nicht alle heutigen Erkenntnisse und Theorien beschreiben, die in vielen Forschungsstätten erarbeitet wurden, sie will ja auch nur einen Überblick verschaffen.

Im folgenden soll kurz dargestellt werden, wie meine Methode der biologischen Therapie in etwa aussieht. Dabei gleichen sich aus logischen Gründen therapeutische und prophylaktische Maßnahmen weitgehend, d. h. die Behandlung für den bereits eingetretenen Infarkt und den Vor-Infarktzustand ist ziemlich gleich.

Unsere beiden wichtigen Versorgungs-Systeme, der Verdauungskanal und das Flüssigkeitssystem nämlich müssen krankheitsabhängig intensiv behandelt werden. Sind keine Schadstoffe da, so bleibt das Blut dünnflüssig und die Organe, z. B. das Herz oder das Gehirn werden wie vorgesehen, gut durchblutet. Bleibt aber die Fluidität des Blutes erhalten oder kann sie durch die entsprechende Behandlung wiederhergestellt werden, so ist auch die Gefahr des Infarktes deutlich vermindert, selbst wenn die Gefäße infolge zunehmenden Alters keine jugendliche Qualität mehr haben.

Dorthin führen zwei Wege:

a) Ausheilung des erkrankten Magen-Darm-Kanals durch die entsprechende Schon-Diät.
b) Zuführung von vollwertigen Lebensmitteln, die sowohl zur zeitgerechten Entleerung des Darmes, als auch zur Anlieferung der für die Blut- und Zellversorgung notwendigen hochwertigen Stoffe führt („Vollwertkost").

Beide Wege, d. h. die Ausheilungsdiät und die Lebenserhaltungsnahrung sind grundsätzlich verschieden und müssen nacheinander aufgebaut werden. Daß auch die Flüssigkeitssysteme des Körpers, also Blut, Lymphe und Pfortader richtig und intensiv behandelt werden müssen, versteht sich von selbst.

Durch die vorausgegangenen Ausführungen hoffe ich gezeigt zu haben, daß die Behandlung des Infarktes des Herzens und des Gehirns und vor allem auch des Vorzustandes nicht mit ein paar chemischen Medikamenten, die durchaus logisch und richtig sein können, erfolgreich vorgenommen werden kann. Vielmehr ist es auf die Dauer m. E. nötig, den Zustand, der ja letzten Endes zu dem krankhaften Vorgang „Infarkt" geführt hat, bzw. führen kann, in toto zu beseitigen, was eine radikale Umstellung der gesamten Lebensweise erforderlich macht. Es gibt sicherlich Dutzende von pathologischen (krankhaften) Vorgängen im Körper, die zu der Erkrankung geführt haben, ich habe versucht, einige darzustellen. Ich bin mir darüber im klaren, daß wir viele Dinge noch überhaupt nicht kennen und wahrscheinlich auch nie kennen werden, die erst in ihrer Gesamtheit einen Schlaganfall auslösen. Selbst wenn die Fließeigenschaft des Blutes durch gewisse chemische Medikamente tatsächlich verbessert würde, blieben doch noch viele andere Funktionen gestört und für all das, was tatsächlich gestört ist, kann nicht ein entsprechendes Medikament genommen werden.

Hier hilft nur noch die Natur. Vor hundert oder zweihundert Jahren war der Schlaganfall der extreme Ausnahmezustand, heute ist er eine „Mode"-Krankheit. Aber wie denaturiert ist auch unsere moderne, fortschrittliche (?) Zeit!

Nur die Erkenntnis, daß der Mensch, d.h. die „Maschine Mensch" in all den Jahrtausenden genetisch völlig gleich geblieben ist, wollen wir nicht wahrhaben. Wir wollen heute aufgrund unseres wirtschaftlichen und technischen Fortschritts alle leben wie früher die Könige und „ähnliche Wohlstandsgenossen", für die – wie beschrieben – der Aderlaß (wegen Überfütterung!) erfunden wurde. Aber was „zuviel" und falsch unserem Körper verabreicht wird, kann man nicht durch weitere Zugaben (z.B. durch ein chemisches Medikament) ausgleichen. Es ist z. B. durch große Reihenuntersuchungen aus den USA bekannt, daß die Sterblichkeit durch Bluthochdruck (Hypertonie) mit oder ohne blutdrucksenkende Medikamente etwa gleich ist, obwohl heute Hypertonie – noch, aber nicht unangefochten – als Infarktrisiko Nummer eins gilt. Unzählige Ursachen – dafür ein oder zwei oder drei Medikamente – da wehrt sich meine Logik und meine Erfahrung. Hier kann ich nur versuchen, die Natur „natürlich" nachzuvollziehen. Im Verlauf von Jahrzehnten habe ich diese Methode perfektioniert. Ich darf aus Überzeugung sagen, daß nicht nur ich, sondern auch viele meiner Patienten erstaunt sind, welcher Wandel im Gesundheitszustand häufig erreicht werden kann.

Aber es ist Vorbedingung, daß alle Verordnungen gut befolgt werden, was ein Schwerstkranker folgendermaßen interpretierte: „Nach all den Jahren unsäglichen Leidens bin ich bereit, Ihre Vorschriften exakt einzuhalten, nachdem ich jetzt meine Krankheit aufgrund Ihrer Untersuchungen und Ihrer Erklärung verstanden habe."

Und dies halte ich für entscheidend: Ich erkläre jedem Patienten genau sein Leiden und demonstriere an Schautafeln und mit Worten die Entstehung und das Ausmaß der Erkrankung – die meisten Patienten sind dann bereit, auch strenge Anweisungen erstaunlich genau und über lange Zeit einzuhalten, und was mich noch mehr erstaunt – auch nach Besserung ihres Zustandes weiterhin durchzuführen.

Schlußwort

Ich hoffe, allgemein verständlich dargestellt zu haben, daß im Mittelpunkt unserer Gesundheit der Verdauungskanal steht, der unsere zugeführte Kost verarbeitet. Wenn dieser als krank diagnostiziert wird, liegt das einerseits an der verabreichten Nahrung, aber auch daran, wie diese von den Darmorganen ausgewertet wird. Um es ganz drastisch auszudrücken: Durch falsche Ernährung wird der eine früher, der andere später krank, aber krank wird der Mensch auf jeden Fall! Daher die Zunahme der chronischen Krankheiten von Herzinfarkt über Hypertonie (Bluthochdruck) bis zu Krebs. Nur der eine leidet schon frühzeitig unter Krankheitserscheinungen, während der andere sich scheinbar wohlfühlt, je nach genetischer Veranlagung. Aber in vielen Fällen sind die Risikofaktoren schon frühzeitig erkennbar. Dabei wundert sich die Schulmedizin, daß eine derartige Belastung feststellbar ist. Warum? Weil sie den Ausgangspunkt der Stoffwechselschäden – den Darm – nicht beachtet.

Nachdem durch meine Untersuchungen jetzt feststeht, daß chronische Krankheiten durch Störungen des Verdauungkanals hervorgerufen werden, besteht für den Laien die Möglichkeit, selbst an der Gesundheit mitzuarbeiten. Dabei geben die äußere Beschaffenheit der Körpergestaltung ein Zeichen der Funktionsstörungen des Darmbereichs. Schon in der Kindheit weisen die Deformierungen des äußeren Erscheinungsbildes: zu dick, zu dünn, krumm oder schief, Karies und Kieferdeformierung auf Ernährungsstörungen hin. Auch Krankheiten wie Erkältungskrankheiten, Bronchitis, Heuschnupfen, Ekzeme, Bauchschmerzen, Nabelkoliken usw. sind eindeutig auf Ernährungsfehler zurückzuführen. Also bestehen unsere heute von der Medizin als „rätselhafte“ Zunahme bezeichneten chronischen Erwachsenenkrankheiten von Kindheit an und sind einzig und allein auf Störung der Darmfunktion durch falsche Ernährung zurückzuführen.

Durch die Erkenntnisse der Erfahrungsmedizin hat der Laie jetzt die Möglichkeit – in vielen Fällen ohne Hilfe des Arztes – selbst aktiv an seiner Gesundheit mitzuarbeiten und sein Heil nicht in der Einnahme von Medikamenten zu suchen, sondern eine Ernährungskorrektur, etwa so, wie sie im vorausgegangenen dargestellt wurde, vorzunehmen.

Die Medizin steht vor einem großen Problem. Einerseits ist die Technik sehr weit entwickelt und macht es der Forschung möglich, auf diagnostischem Gebiet ungeheure Fortschritte zu realisieren, andererseits befindet sich die Therapie in einer Sackgasse:

Neue therapeutische Wirkstoffe gibt es kaum, und ein neuer therapeutischer Weg wird schulmedizinisch kaum gesucht. Hier kann nur die Erfahrungsmedizin weiterhelfen.

Erfahrungsmedizin, die aus der Empirie heraus neue Wege beschreitet, die z. B. zeigt, daß der Verdauungskanal schwerstens erkrankt ist und diagnostisch und therapeutisch im Vordergrund der Forschung stehen müßte, etwa so wie meine Ausführungen belegen.

Literatur

Rauch, Dr. med. *Erich* und *Mayr, Peter:* Milde Ableitungsdiät. 11. Auflage Karl F. Haug Verlag, Heidelberg 1990.

Rauch, Dr. med. *Erich:* Diagnostik nach F. X. Mayr. 7. Auflage Karl F. Haug Verlag, Heidelberg 1990.

Rauch, Dr. med. *Erich:* Die Darm-Reinigung. 38., verbesserte Auflage. Karl F. Haug Verlag, Heidelberg 1990.

Wendt, Prof. Dr. med. *Lothar:* Die Eiweißspeicher-Krankheiten. 2. Auflage. Karl F. Haug Verlag, Heidelberg 1987.

Wendt, Prof. Dr. med. *Lothar* und *Petri, Susanne:* Eiweißfasten. 3. Auflage. Karl F. Haug Verlag, Heidelberg 1989.